I0068660

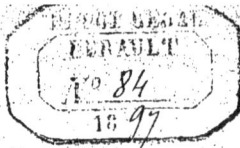

XIIᵉ CONGRÈS INTERNATIONAL DE MÉDECINE A MOSCOU
(Août 1897)

SECTION DES MALADIES NERVEUSES ET MENTALES

RAPPORT

SUR LE

TRAITEMENT DU TABES

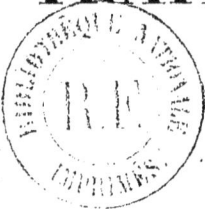

PAR

Le Dʳ J. GRASSET

PROFESSEUR DE CLINIQUE MÉDICALE A L'UNIVERSITÉ DE MONTPELLIER

MONTPELLIER

TYPOGRAPHIE ET LITHOGRAPHIE CHARLES BOEHM

ÉDITEUR DU NOUVEAU MONTPELLIER MÉDICAL

1897

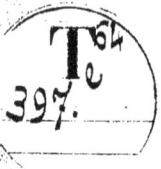

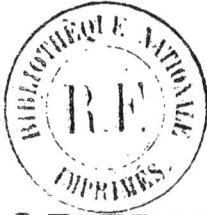

BIBLIOTHÈQUE NATIONALE
R.F.
IMPRIMÉS.

RAPPORT

SUR

LE TRAITEMENT DU TABES

64
e
397

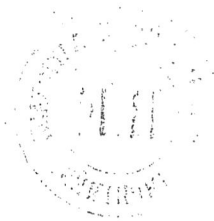

RAPPORT

SUR LE

TRAITEMENT DU TABES

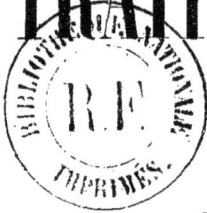

PAR

Le Dr J. GRASSET

PROFESSEUR DE CLINIQUE MÉDICALE A L'UNIVERSITÉ DE MONTPELLIER

MONTPELLIER

TYPOGRAPHIE ET LITHOGRAPHIE CHARLES BOEHM

ÉDITEUR DU NOUVEAU MONTPELLIER MÉDICAL

1897

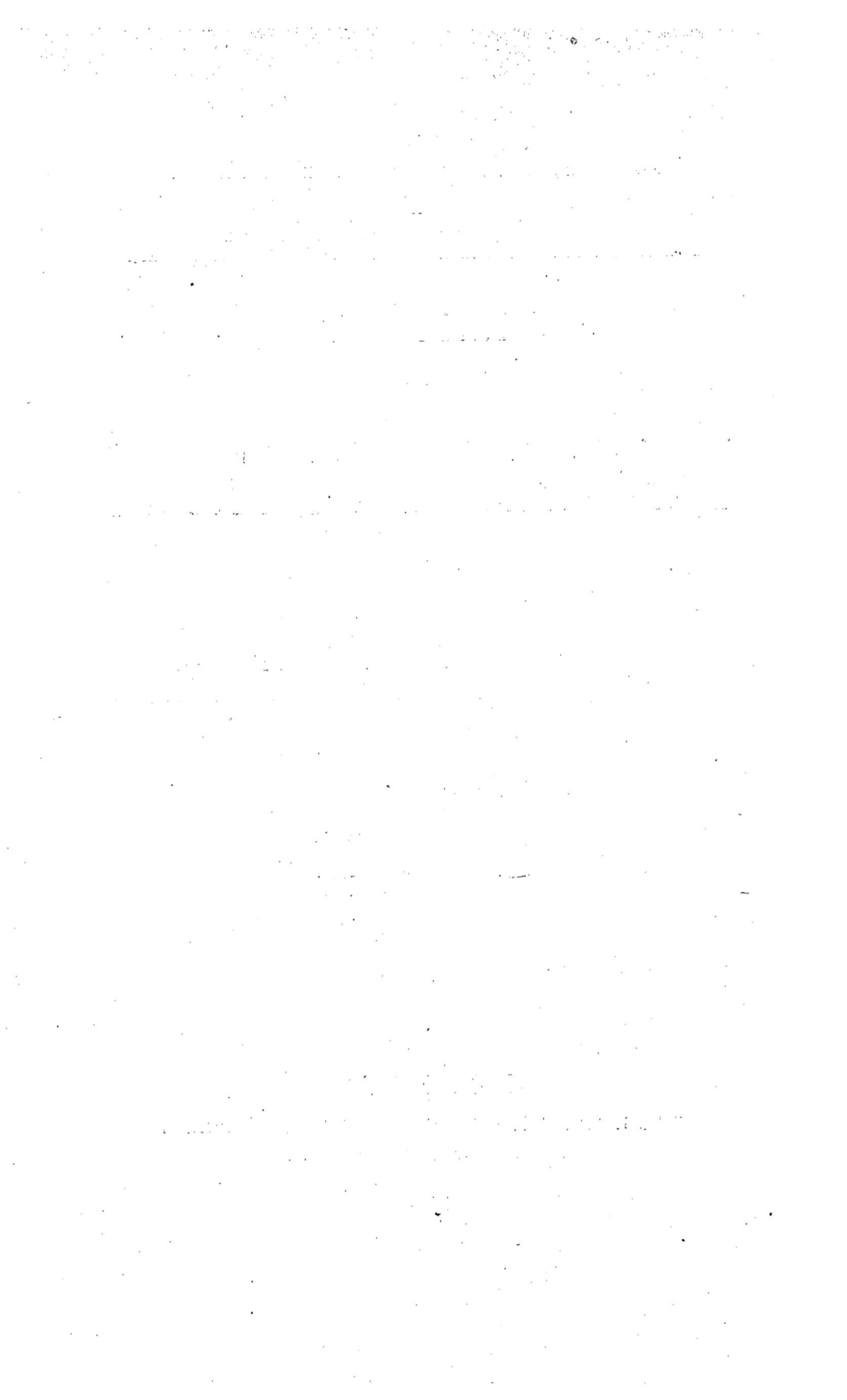

RAPPORT

SUR

LE TRAITEMENT DU TABES

1. Chargé de présenter au Congrès un Rapport sur la seule question du *Traitement du tabes*, je suis néanmoins obligé de parler d'abord synthétiquement de la *nature*, j'entends la nature *nosologique*, de cette maladie.

C'est là, en effet, la seule base scientifique que l'on puisse donner à une thérapeutique rationnelle du tabes.

Car, s'il y a un traitement du tabes (et nous nous efforcerons de démontrer plus loin qu'il y en a réellement un), il n'y a, malheureusement, pas de traitement spécifique de cette maladie, prise en bloc.

Il n'y a pas de traitement susceptible d'être condensé dans une formule unique, même par les plus confiants. Il n'y a de possible, dans chaque cas, qu'un traitement rationnel, basé sur les indications, et par suite sur l'analyse clinique de la maladie.

Or, il est impossible de faire cette analyse et de poser ces indications sans avoir une doctrine, aussi nette et aussi solide que possible, sur la nature nosologique du tabes.

De là la nécessité d'un exposé de cette nature, même quand on a la seule thérapeutique pour objectif.

Seulement cette étude de la nature nosologique du tabes, quand elle est faite au seul point de vue thérapeutique, est un peu diffé-

GRASSET. 1

rente de la même étude faite en général, en ce que certains côtés de la question, encore indécis, peuvent être volontairement laissés dans l'ombre, sans grand dommage, par le thérapeute et que sur certains autres côtés la solution n'est pas exactement la même quand on se place au point de vue thérapeutique et quand on envisage le point de vue de la théorie et de la pathologie générale [1].

I.

NATURE NOSOLOGIQUE DU TABES.

2. *Le tabes est un syndrome anatomo-clinique qui doit, le plus souvent, être rattaché à une maladie plus générale que l'on peut appeler la sclérose multiple disséminée.*

Voilà la proposition que je voudrais tout d'abord démontrer.

[1] J'ai réuni, à la fin de ce Rapport, le plus grand nombre possible d'indications bibliographiques sur le traitement du tabes dans ces cinq dernières années. Les chiffres que l'on trouvera entre parenthèses, dans le texte du Rapport, à côté des noms d'auteurs cités, renvoient à ces indications bibliographiques, qui sont d'ailleurs classées par ordre alphabétique.

De plus, pour augmenter ma documentation, j'ai interviewé 80 médecins français sur leur traitement du tabes.

Voici leurs noms : Achard, Babinski, Ballet, Barth, Berbez, De Beurmann, Bouchard, Bourneville, Brissaud, Chantemesse, Jean Charcot, Charrin, Chauffard, Cuffer, Debove, Déjerine, Delpeuch, Dieulafoy, Dreyfus Brissac, Dutil, Eloy, Féré, Ferrand, Fournier, Gilles de la Tourette, Guinon, Hayem, Hirtz, Huchard, Hutinel, Jaccoud, Joffroy, Lancereaux, Landouzy, Lereboullet, Letulle, Luys, Magnan, Marfan, Pierre Marie, Netter, Oulmont, Potain, Raymond, Rendu, Albert Robin, Roger, Tapret, Troisier et Widal, de *Paris*. — Arnozan, Picot et Pitres, de *Bordeaux*. — Desplats et Lemoine, de *Lille*. — Bard, Bondet, Bouveret, Lépine, Mayet, Pierret, Renaut, Teissier et Tripier, de *Lyon*. — Bidon, de *Marseille*. — Bernheim et Spillmann, de *Nancy*. — André, Caubet et Mossé, de *Toulouse*. — Carrieu, Ducamp, Rauzier et Sarda, de *Montpellier*. — La plupart des Confrères ont répondu avec une obligeance dont je ne saurais trop les remercier. Leurs opinions seront citées à leur place avec le signe (*) à côté de leurs noms.

En outre, les docteurs Belugou, Boissier, Cros, Donadieu, Ménard et Privat m'ont gracieusement fourni de précieux documents sur La Malou, et le Dr Pierre Bosc m'a obligeamment réuni la bibliographie de l'électrothérapie, de l'hydrothérapie et du massage. Mon chef de Clinique, le Dr Vedel, m'a utilement aidé pour la vérification de certaines indications bibliographiques.

3. *Cliniquement*, le syndrome tabes est facile à caractériser : la description magistrale de Duchenne reste entière ; tous les travaux contemporains n'ont pu que la compléter.

Les douleurs fulgurantes, la constriction thoracique, les anesthésies (plantaire, en plaques, du sens musculaire) , l'abolition des réflexes rotuliens ; la fatigue rapide, l'incoordination motrice ; l'influence de l'occlusion des yeux sur la station et la marche ; les troubles urinaires ; les troubles génitaux ; les crises viscérales douloureuses ; les fourmillements le long du cubital ; les troubles oculaires (pupillaires, oculo-moteurs, visuels) , les divers symptômes sensoriels ; les arthropathies et autres troubles trophiques ; les symptômes bulbaires (laryngés et pharyngés).... forment un faisceau de signes. dont la réunion ou la succession, même incomplète dans la plupart des cas, permettent de faire un diagnostic, et par conséquent suffisent à caractériser nettement un syndrome clinique spécial, distinct, que l'on ne peut confondre avec aucun autre.

4. *Anatomiquement*, la caractéristique du tabes est également très nette, au moins dans les grandes lignes.

On discute sur l'ordre de développement des lésions, on se divise encore sur l'origine endogène ou exogène des lésions spinales. Mais tout le monde admet la localisation constante de la lésion dans la totalité ou dans une partie de la région qui comprend les cordons postérieurs, les racines postérieures et les ganglions spinaux.

Dans les cordons postérieurs, la lésion se limite d'abord à la partie externe du cordon de Burdach (zones radiculaires postérieures) et souvent aussi au cordon de Goll. Plus tard, la totalité des faisceaux postérieurs est atteinte, à l'exception de quelques petits faisceaux qu'il est inutile de préciser ici.

Les racines postérieures et les ganglions spinaux sont englobés très rapidement dans la lésion ; c'est même là que, pour la plupart des auteurs, seraient le siège initial et le point de départ de l'altération totale.

Comme les cellules du ganglion spinal représentent le centre trophique des faisceaux postérieurs ou, pour parler un langage moderne, le corps cellulaire du protoneurone sensitif, de Massary (219) a pu intituler sa thèse : « Le tabes dorsalis, dégénérescence du protoneurone centripète ».

Quant à la nature anatomique de cette altération, tout le monde admet que c'est en dernière analyse une sclérose.

Encore ici on peut discuter sur la pathogénie, l'origine parenchymateuse ou le développement direct de cette sclérose ; mais on ne discute pas son existence.

Donc, en laissant de côté les points encore discutés qui seront étudiés ailleurs et n'importent pas à notre sujet thérapeutique, on peut dire que le tabes a une caractéristique anatomique aussi nette que sa caractéristique clinique.

Donc, ayant ainsi une caractéristique clinique et une caractéristique anatomique également précises, le tabes existe bien comme syndrome anatomo-clinique distinct, séparé, à part.

Pour établir maintenant que le syndrome tabes fait partie d'une maladie plus générale, la sclérose multiple disséminée, il suffit de démontrer rapidement les trois propositions suivantes :

a. *Dans le tabes pris en lui-même, il y a souvent des lésions sclé-reuses éparses, discontinues, disséminées ;*

b. *Avec le tabes, coexistent souvent chez le même sujet d'autres syndromes anatomo-cliniques nerveux, qui correspondent à d'autres foyers disséminés de sclérose du système nerveux ;*

c. *Au tabes on trouve également, fréquemment associées chez le même sujet, diverses scléroses d'organes autres que le système nerveux.*

5. D'abord, *dans le tabes pris en lui-même, il y a souvent des lésions scléreuses éparses, discontinues, disséminées.*

La lésion tabétique la plus étroitement systématisée au protoneu-rone sensitif est le plus souvent éparse.

Car elle peut atteindre les protoneurones sensoriels comme les protoneurones radiculaires spinaux. Et il n'y a aucune continuité nécessaire, ni même habituelle, entre les diverses lésions.

On sait depuis longtemps que la lésion du nerf optique peut se trouver chez un tabétique dorso-lombaire : il n'y a là ni contiguïté ni continuité entre les lésions.

De plus, si l'on peut placer dans ce protoneurone centripète la lésion principale, systématisée, du tabes, il y a aussi des lésions ailleurs, dans d'autres régions.

Et d'abord la méningite spinale chronique est tellement fréquente et importante, que certains auteurs ont voulu lui faire jouer un rôle primordial dans la pathogénie du tabes : c'est là un autre foyer de sclérose, encore distinct des premiers.

Plus importantes ensuite sont, au point de vue de la démonstration que nous poursuivons, les lésions des nerfs périphériques, qui sont aujourd'hui classiques.

Déjerine (8o), Pitres et Vaillard (25o) et bien d'autres ont démontré que l'étendue et la gravité de ces névrites n'ont aucun rapport avec l'âge, l'extension ou la profondeur des lésions médullaires et que, dans la plupart des cas, elles débutent par les extrémités terminales des nerfs.

Voilà donc, dans le tabes non compliqué, une série de lésions éparses, discontinues, disséminées. C'est ce qui a fait dire à P. Marie (216) que c'est uniquement pour obéir aux « traditions ayant cours en nosographie à l'heure actuelle », qu'il décrit le tabes « parmi les maladies de la moelle et comme une maladie de la moelle ».

6. En second lieu, *avec le tabes coexistent souvent chez le même sujet d'autres syndromes anatomo-cliniques nerveux qui correspondent à d'autres foyers disséminés de sclérose du système nerveux.*

Les polynévrites, dont nous avons parlé dans le paragraphe précédent, auraient peut-être été mieux à leur place ici : ce sont en somme des syndromes nerveux coexistant souvent avec le syndrome tabes essentiel.

Il y en a d'autres.

Je citerai notamment la paralysie générale, dont on a tant discuté les rapports avec le tabes. L'accord semble difficile entre les dualistes et les unicistes. Quand on voit survenir des troubles psychiques chez un tabétique, ou des symptômes de tabes chez un paralytique général, on parle de complication, d'extension, ou on change son diagnostic.

Je crois que la vraie interprétation de ces faits consiste à admettre, dans le tabes et dans la paralysie générale, deux groupes de lésions séparées, distinctes, unies seulement par les mêmes causes, par la même maladie générale, chez le même sujet.

On peut dire que ce sont là des foyers disséminés de sclérose. Car si, dans la paralysie générale, il y a un élément de ramollissement secondaire, il y a certainement aussi un élément scléreux très important.

Encore dans le même groupe rentrent les faits dans lesquels le tabes coexiste avec de la sclérose latérale (tabes combiné). J'ai voulu montrer (145) autrefois que chez ces malades il y a myélite systématisée postérieure et myélite diffuse antérieure. Que ce soient là en effet des myélites mixtes ou non, ce sont toujours des exemples d'association du tabes avec d'autres syndromes nerveux à lésion scléreuse.

Enfin on pourrait citer encore ici les associations assez fréquentes du tabes avec le syndrome de Basedow.

Quelle que soit la théorie acceptée pour le goître exophtalmique, en fait, on trouve souvent, dans le Basedow, une thyroïdite scléreuse, qui, avec les lésions du tabes, forme encore un exemple de ces foyers scléreux multiples et disséminés, dont nous poursuivons la démonstration dans le tabes.

7. En troisième lieu enfin, *au tabes on trouve également fréquemment associées, chez le même sujet, diverses scléroses d'organes autres que le système nerveux.*

Un premier exemple nous est fourni par ce que l'on a appelé le cœur des tabétiques.

Après Berger et Rosenbach, j'ai attiré, en 1880 (143), l'attention sur la coexistence fréquente, chez le même sujet, du tabes et d'une cardiopathie-chronique, surtout aortique. Depuis lors, le fait a été confirmé de divers côtés et est acquis.

Mais je reconnais qu'il faut abandonner la théorie par laquelle je voulais rattacher la cardiopathie au tabes considéré comme une maladie douloureuse. Il faut simplement voir dans ces faits des exemples de coexistence avec le tabes de lésion scléreuse dans un organe autre que le système nerveux, le cœur.

Même constatation et même explication pour l'artério-sclérose, qui est fréquente dans le tabes. On ne peut pas songer, malgré les tentatives faites, à rattacher à l'artério-sclérose la sclérose médullaire systématisée du tabes. Ce sont des manifestations diverses, éparses, disséminées, sur les artères et sur la moelle, de la même maladie générale sclérosante.

Nous trouvons encore un nouvel exemple de ces associations démonstratives dans les cas fréquents où il y a à la fois tabes et diabète.

Par la sclérose du foie et surtout par la sclérose du pancréas, par sa parenté bien évidente avec toute la famille arthritique, le diabète sucré peut être considéré, au moins dans beaucoup de cas, comme une manifestation de la sclérose multiple disséminée.

Or, on sait que, dans le diabète, non seulement il y a souvent abolition des réflexes rotuliens (Bouchard), non seulement il y a souvent des pseudotabes (qui sont des polynévrites), mais souvent aussi il y a de vrais tabes. On en trouvera des preuves notamment dans le mémoire de Guinon et Souques (152).

Enfin, si on dépouillait des observations de tabes avec autopsie, on trouverait, dans plusieurs, des associations scléreuses diverses dans d'autres organes.

Ainsi, Vulpian et d'autres ont signalé, chez des tabétiques, de la sclérose rénale, des scléroses pleuro-pulmonaires, même des lésions utérines ou ovariennes, etc.

Il m'est impossible et je crois inutile d'insister.

8. Puisque la lésion propre du tabes est une sclérose discontinue de diverses parties disséminées du système nerveux, puisque le tabes est souvent associé à d'autres foyers de sclérose épars soit dans le système nerveux, soit dans d'autres organes, je crois qu'il est légitime d'admettre que *le syndrome-tabes est une manifestation de la maladie* plus générale que j'ai étudiée (147) sous le nom de *sclérose multiple disséminée.*

Tous les médecins admettent et connaissent cette maladie chronique (diathèse fibreuse de Debove, inflammations interstitielles polyviscérales de Bard, inflammation chronique fibroïde des tissus, poly-sclérose viscérale, pan-sclérose de Letulle).

Seulement beaucoup d'entre nous ont, après les beaux travaux de Huchard, un peu exagéré le rôle initial de l'artério-sclérose. J'admets aujourd'hui, avec Letulle, Bard et bien d'autres, que l'artério-sclérose est une des plus fréquentes manifestations de la sclérose multiple disséminée, mais qu'elle n'existe pas toujours et que, même dans les cas où on la trouve, elle n'est pas toujours le point de départ des autres scléroses trouvées dans les divers organes du même sujet.

La maladie « sclérose multiple disséminée » étant ainsi comprise, je crois qu'il y a autant de raisons pour faire figurer le tabes dans son cadre que pour y faire figurer la sclérose rénale, la cirrhose hépatique, la sclérose pleuro-pulmonaire, la sclérose cardio-vasculaire, la sclérose gastrique, la sclérose pancréatique (diabète sucré), la rétraction de l'aponévrose palmaire, les lésions du rhumatisme fibreux, la sclérose cutanée, la sclérose en plaques, etc.

Cela dit, pour compléter et terminer cette étude sommaire de la nature nosologique du tabes, il ne reste plus qu'à parler de l'*étiologie* de cette maladie, en la rapprochant de l'étiologie de la sclérose multiple disséminée.

9. L'*étiologie* entière *de la sclérose multiple disséminée* est dominée par une notion essentielle : c'est la notion fondamentale de la *complexité étiologique*, dans tous les cas, complexité étiologique qui est aussi importante pour caractériser la maladie que la multiplicité des foyers anatomiques disséminés.

Si la sclérose multiple était, chez chacun, la conséquence et la manifestation directe d'une seule cause (alcoolisme, syphilis ou paludisme, par exemple), cette sclérose n'aurait aucun droit à exister comme maladie indépendante et autonome. Elle se confondrait avec l'alcoolisme dans un cas, avec la syphilis ou le paludisme dans un autre.

Mais il n'en est rien : dans chaque cas de sclérose multiple disséminée, *plusieurs* causes interviennent, se superposent, collaborent pour produire la maladie qui est résultante.

C'est ainsi que la paralysie générale, la cirrhose hépatique, la sclérose gastrique ou rénale sont la conséquence de plusieurs causes réunies. Nous verrons tout à l'heure qu'il en est de même du tabes.

Les principales de ces causes sclérogènes (que nous ne devons pas étudier ici complètement) sont l'alcoolisme, la syphilis, l'arthritisme, le saturnisme, la sénilité....

En dehors de ces causes vraiment efficaces, à action directement sclérogène, les infections et les intoxications quelconques peuvent, à toutes les périodes de la maladie, déterminer dans la maladie générale une poussée nouvelle qui aggrave, par ses résidus, la sclérose multiple antérieure ; c'est ainsi qu'agiront par exemple la grippe, le tabac ou une pneumococcie accidentelle.

10. Ces principes généraux vont nous faciliter l'exposé sommaire de l'*étiologie du tabes*.

Tout d'abord, nous trouvons la grosse question de la *syphilis*, capitale pour le thérapeute.

Depuis les travaux de Fournier (121 et 122), confirmés par un grand nombre d'auteurs, parmi lesquels il faut citer Erb (108), un fait est absolument acquis : c'est l'extrême fréquence de la syphilis dans les antécédents des tabétiques. C'est à ce point que, quand on trouve chez un malade des signes de tabes bien avérés, on peut sans crainte lui demander à quelle époque il a eu la vérole.

Partant de ce fait, qui est indiscutable, doit-on aller plus loin et déclarer, comme P. Marie (215), que le tabes est toujours d'origine syphilitique, que le poison syphilitique est la cause unique et directe de tout le tabes et de tous les tabes ? Je ne le crois pas.

D'abord il y a des cas, rares mais certains, dans lesquels il n'y a pas de syphilis. Puis, dans les cas où il y a de la syphilis, il y a aussi d'autres éléments étiologiques, dont on n'a pas le droit de supprimer ou de nier l'action pathogène.

Parmi ces causes extra-syphilitiques, nous trouvons d'abord l'*arthritisme*, nié ou dédaigné par beaucoup d'auteurs, mais incontestable.

L'arthritisme, comme nous l'avons dit ailleurs (147), est difficile à définir; c'est cependant un terme précis qui correspond, en clinique, à une maladie bien déterminée. Cette maladie, héréditaire, chronique, à manifestations variées, caractérisée surtout par le trouble de la nutrition, la tendance aux fluxions répétées et plus tard aux scléroses, a des rapports très étroits avec deux autres maladies vraies, la goutte et le rhumatisme articulaire aigu et avec une série de syndromes manifestateurs (maladies bradytrophiques de Bouchard).

Rosenthal (274) a beaucoup insisté sur l'action des refroidissements et du rhumatisme dans l'étiologie du tabes. Charcot a signalé la coïncidence du rhumatisme chronique et du tabes.

Belugou (19), bien placé, à Lamalou, pour observer les tabétiques, trouve sur 32 cas d'ataxie locomotrice : du rhumatisme 18 fois, de l'herpétisme 1 fois, de l'eczéma chronique 1 fois, la syphilis 11 fois (l'hérédité névropathique 13 fois et les abus fonctionnels 31 fois).

Enfin, dans le travail de Fischer (118) et surtout dans celui de Guinon et Souques (152), il y a de nombreuses observations dans lesquelles est nettement indiquée soit l'alternance du tabes et du diabète chez les divers membres de la même famille, soit l'association du tabes et du diabète chez le même individu ; toutes choses qui indiquent bien la parenté du tabes avec l'arthritisme.

On ne peut, par exemple, rien imaginer de plus démonstratif, à ce point de vue, que cette famille israélite (152 p. 200) dans laquelle le père est ataxique *non syphilitique* et, des deux fils, l'un est suicidé et l'autre obèse et diabétique.

L'arthritisme est donc un élément étiologique important, qui rattache encore, par un lien de plus, le tabes à la sclérose multiple disséminée.

Je ne peux qu'énumérer les autres causes.

Minor (222) cite un cas dans lequel on ne peut invoquer que le *saturnisme* et le *paludisme*, sans syphilis.

Topinard et Teissier ont noté aussi le saturnisme parmi les causes du tabes. Morton Prince (227) rapporte 6 cas de tabes, sans syphilis, avec malaria chronique. Belugou (19) a également noté le paludisme deux fois.

Vierordt, Minor (222) et d'autres ont noté l'influence pathogénique de l'*alcool;* Privat, Belugou, l'influence du *tabac;* Kojewnikoff, celle de l'*arsenic;* Fuczek, celle des diverses *infections* ou *intoxications* (puerpérisme, absinthe, lèpre, pellagre, scarlatine, diphtérie[1]).

Restent deux éléments étiologiques plus importants : le surmenage et l'hérédité.

Pour le *surmenage*, il s'agit soit du surmenage général, soit plus spécialement du surmenage médullaire ou médullo-lombaire. Nous classerons sous ce chef les excès vénériens (onanisme, coït trop fréquent, coït debout), les abus d'exercices physiques, la trépidation (chauffeurs, mécaniciens, ambulants des wagons-poste, machines à coudre), certains traumatismes...

L'*hérédité* comprend, soit la syphilis héréditaire, soit l'hérédité arthritique, soit surtout l'*hérédité nerveuse*. Ce dernier élément a été bien mis en lumière par l'Ecole de Charcot. Ballet et Landouzy (11) notamment ont réuni de nombreux faits très probants et établi des statistiques démonstratives. Bien net aussi, comme exemple, est le fait cité par Rauzier (148 p. 497 en note) dans lequel il n'y avait pas de syphilis, tandis qu'il y avait une hérédité nerveuse formidable.

11. On trouvera, dans tous les classiques, le détail de cette étude étiologique du tabes.

Comme on le voit facilement, il y a d'un côté les causes de la maladie fondamentale, de l'autre les causes de la localisation médullaire de cette maladie.

Quoique cette idée de l'*étiologie complexe* du tabes ne soit pas classique, cependant elle est proclamée par divers auteurs.

«Aucune cause, dit Belugou (19), ne peut être invoquée comme ayant le monopole exclusif de l'ataxie locomotrice ou comme étant un élément nécessaire de sa production».

De même, Teissier (314) n'admet pas que la syphilis soit la cause constante et exclusive du tabes et ajoute (*) : «le rhumatisme, l'arthritisme joue un rôle analogue, la syphilis n'intervient qu'à titre de cause sclérogène : il faut une cause adjuvante pour fixer la sclérose sur les cordons postérieurs. Ici le coït debout (comme l'avait déjà

---

[1] Voir aussi, pour la diphtérie, un cas de Berwald (32).

remarqué mon père), le refroidissement chronique, le traumatisme, représentent ces conditions adjuvantes communes».

Lancereaux (*) soutient aussi une opinion analogue : le tabes n'est pas toujours et exclusivement syphilitique ; la disposition nerveuse et les excès vénériens, le coït répété et prolongé..... joüent un rôle étiologique considérable. Ce médecin a même soutenu (193) que la syphilis ne joue aucun rôle dans l'étiologie du tabes : je ne peux accepter cette proposition, mais il a démontré le rôle étiologique des éléments autres que la syphilis dans la production du tabes : et sur ce point nous défendons la même thèse.

Je n'insiste pas.

Il suffit, pour le but poursuivi ici, que j'aie trouvé dans ce paragraphe un développement nouveau et une preuve de plus de la proposition que j'ai inscrite en tête de ce chapitre et qui résume la nature nosologique du tabes : *le tabes est un syndrome anatomo-clinique qui doit le plus souvent être rattaché à la sclérose multiple disséminée et qui est justiciable des causes multiples et complexes de cette maladie.*

II.

CURABILITÉ DU TABES ET INDICATIONS THÉRAPEUTIQUES DANS CETTE MALADIE.

Trois questions doivent maintenant être posées, sinon résolues : *le tabes est-il curable? En tous cas peut-il et doit-il être traité? D'où devons-nous tirer les indications thérapeutiques ?*

12. *Le tabes est-il curable?*

Pour l'anatomiste il ne paraît pas l'être ; mais pour le clinicien il l'est ; rarement, mais il l'est.

Un fait absolument démonstratif à ce point de vue est celui d'un malade guéri par Erb, dont Schultze (290) a publié l'observation, avec autopsie, en 1882. Ce cas est si important pour la thérapeutique générale du tabes que je le résume.

En 1871, un homme de 43 ans consulte Erb. Depuis deux ou trois ans, douleurs lancinantes; depuis un an, incertitude des jambes, symptômes vésicaux commençants, engourdissement dans le cubital gauche ; influence de l'obscurité. — Aggravation progressive.

Emploi du nitrate d'argent : amélioration. En avril 1871, électrothérapie galvanique : amélioration croissante.

De 1873 à 1880 (pendant douze ans), guérison : il ne reste que l'abolition des réflexes rotuliens et un peu de paresse vésicale.

Il meurt d'accident (empoisonnement aigu), et on trouve les lésions des cordons postérieurs à la moelle lombaire et dorsale.

Nous utiliserons ce fait à divers points de vue. Pour le moment, il établit péremptoirement la *curabilité clinique* du tabes dans un cas, à diagnostic certain, *dont les lésions persistaient* douze ans après la guérison.

Je ne connais pas de fait plus démonstratif que celui-là pour établir l'indépendance de la guérison clinique et de la guérison anatomique.

Ce fait répond, à lui seul, à l'interprétation de G.-M. Hammond (158), qui, publiant un cas de guérison, croit qu'il ne s'agit pas là de tabes, mais seulement d'une congestion des cordons postérieurs de la moelle, et aux objections de Debove (87), qui, en présence de faits positifs de guérison, se demande si, à côté du tabes dorsalis classique, il n'existe pas un syndrome analogue susceptible de disparaître sous l'influence du traitement spécifique.

Il n'est pas nécessaire non plus, pour admettre la curabilité du tabes, de généraliser la théorie de Pierret (*) et de dire que les névrites périphériques peuvent guérir et que l'incoordination est le plus souvent due à des actes d'inhibition ou d'excitation à distance. Le tabes périphérique n'est pas seul à guérir *cliniquement* : le fait de Schultze prouve qu'on peut guérir même un tabétique avec lésions médullaires.

Il ne s'agit jamais, dans les observations publiées, que de guérison clinique, et cette guérison clinique n'implique pas nécessairement la guérison anatomique.

Sous le bénéfice de ces remarques, on peut donc accepter les faits publiés de guérison du tabes. Ils sont aujourd'hui assez nombreux. Sans chercher à les citer tous, j'en mentionnerai quelques-uns.

Peu après la description de Duchenne, Privat (253) en observe déjà à Lamalou Puis Erb (104) cite deux cas personnels et en rappelle un de Remak (262). W. Hammond (161) en a vu guérir sept : quatre étaient probablement d'origine syphilitique ; aux trois autres il était impossible d'assigner une cause appréciable.

Schüssler (293) a publié un cas (extension des sciatiques), Long Fox (206) un autre (traitement antisyphilitique, phosphore et strychnine), Cot (66) deux communiqués par Privat, Desplats (87) deux, et

Desnos (85) un (traitement antisyphilitique), Eulenburg (113) cinq (nitrate d'argent dans un cas, hydrothérapie dans un autre, galvanisation dans deux, traitement spécifique dans un), Bokai (37) un (nitrate d'argent), Schulz (291) un (traitement spécifique), Hughes (173) plusieurs, G.-M. Hammond (158) un, dont il rapproche celui de Lyman (210), Mann (214) un (traitement complexe), Jacob (178) six (bains de Cudowa), Gaucher (134) un (traitement spécifique), Jacobs (179) un (traitement spécifique), Adamkiewicz (2) trois (traitement spécifique), Duval (98), Marchal (cit. Duval), Delmas et Beni-Barde (cit. Bosc *) plusieurs cas (hydrothérapie)...

Enfin, moi-même j'ai observé deux faits bien remarquables : l'un avec le D' Diffre, l'autre avec le D' Gayraud.

Voici le résumé du premier : Madame, 40 ans. Pas de syphilis connue. Début rapide en juin 1890. Sensation de coton sous le pied, qui s'élève rapidement. Arrive à ne plus pouvoir marcher seule; elle ne peut pas rester debout les yeux fermés. Anesthésie et parésie dans le domaine du cubital. Abolition des réflexes rotuliens. La malade perd ses membres dans son lit. Douleurs vagues, plutôt que fulgurantes. — Saison à Lamalou en août. Amélioration considérable. — Electrothérapie pendant trois mois chez le D' Regimbeau : d'abord courants continus et électricité statique ; puis électricité statique seule. L'amélioration continue. Puis état stationnaire. Nouvelles saisons à Lamalou en mai et en septembre 1891 : l'amélioration reprend. Quatrième et dernière saison en octobre 1892. Guérison qui se maintient complète encore aujourd'hui (janvier 1897) : il ne reste qu'un peu de fatigue plus rapide et un peu de paresse pour la marche (En 1896, rhumatisme à l'épaule droite, guéri après un mois par l'électricité statique).

Voici maintenant le second fait.

Syphilis, débutant en 1881, à manifestations très bénignes et à traitement absolument insuffisant. Mariage en 1888 : aucune fâcheuse conséquence sur la femme et les enfants. En janvier 1891, après un surmenage intellectuel et un mal de gorge (?) de quinze à vingt jours, il est pris brusquement de troubles surtout moteurs ; en février, il a des effondrements, de l'incoordination, ne peut marcher qu'avec une canne et un bras ; abolition des réflexes rotuliens ; anesthésie plantaire et des jambes. — Traitement spécifique mixte et pointes de feu vers le 15 février ; saisons à Lamalou en avril, août, etc. L'amélioration commence dès la fin mars, d'abord lente, puis plus rapide. En 1894, il paraît guéri, chasse des journées

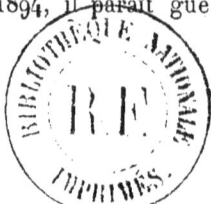

entières, fait 18 à 20 kilom. dans sa journée. Je le revois le 24 décembre 1896 ; se considère comme complètement guéri depuis trois ans. Il conserve l'abolition des réflexes rotuliens et, de loin en loin, quelques douleurs fulgurantes (qui n'ont apparu qu'en 1893).

Ces faits, quoique de valeur inégale, suffisent à établir la *curabilité clinique* du tabes.

13. A plusieurs de ces faits on reprochera peut-être de n'avoir pas été observés un temps suffisamment long, après la guérison.

Si une rechute, plus ou moins tardive, apparaissait chez certains de ces malades, il ne faudrait plus qualifier leur cas de guérison, mais de *rémission*.

Il y a, en effet, dans l'histoire du tabes, à côté des guérisons (qui restent l'exception), des rémissions (qui sont assez fréquentes), rémissions qui s'accompagnent de rétrocessions symptomatiques, souvent assez longues et assez complètes pour avoir toutes les apparences cliniques d'une guérison.

Pour interpréter anatomiquement ces rémissions, il faut se rappeler soit la phase circulatoire des lésions médullaires, soit la curabilité des névrites qui compliquent si souvent le tabes. C'est sur la curabilité de ces névrites que certains auteurs, Pierret (*), Bouchard (*) entre autres, se basent pour justifier et diriger leur thérapeutique du tabes.

On trouvera des exemples de ces rémissions dans les thèses de Cot (66) et de Borderemy (40), et dans tous les classiques. On pourra consulter notamment les publications de Fournier (122), et aussi la discussion à la Société médicale des hôpitaux à propos de la communication de Desplats (87).

Le plus souvent, ces rémissions se produisent après les traitements les plus variés. On en a cité de spontanées : notamment Heusner (166), après un typhus exanthématique.

L'abolition des réflexes rotuliens semble être le symptôme le plus rebelle à la rétrocession. Cependant Hughlings Jackson (174) a publié un fait dans lequel le réflexe rotulien est revenu . il est vrai que c'est à la suite d'une hémiplégie cérébrale intercurrente ; mais enfin le fait suffit à prouver la possibilité matérielle de la rétrocession, même du signe de Westphal.

14. Enfin, sans guérir et même sans rétrocéder d'une manière très accentuée, le tabes peut présenter des *temps d'arrêt*, remarquables par leur durée.

C'est ainsi qu'on voit certains tabes durer quinze, vingt ans et plus.

Ici, je n'ai pas besoin de citer des faits ; tous les médecins sont convaincus de la chose et l'ont constatée maintes fois.

15. En somme, *guérison clinique*, *rémission*, *temps d'arrêt*, sont trois incidents possibles dans l'évolution du tabes.

Donc, il ne faut pas prendre au pied de la lettre l'épithète classique de progressive. La progression n'est ni continue, ni même nécessaire. Elle n'est pas implacable et inéluctable.

Dès à présent donc, nous pouvons nous séparer des médecins trop découragés et trop décourageants qui disent comme Picot (*) : « Tout ce que j'ai essayé depuis vingt ans m'a convaincu de notre impuissance absolue », ou, comme P. Marie (*) : « En présence du tabes, je me sens tellement impuissant, mon découragement est tel, que je vous demande la permission de garder un silence non pas prudent, mais simplement décent ».

Je crois qu'il y a là une exagération.

Si, comme l'a dit Romberg (cit. de Raymond, 260), « aucun espoir de guérison ne luit pour les malades de cette espèce », cela ne doit s'entendre que de la guérison *anatomique*, laquelle intéresse plus le savant que le clinicien. Les malades se contenteraient bien de guérir à la façon du sujet de Schultze, pourvu qu'ils puissent mener la vie de tout le monde avec leurs cordons sclérosés.

Ceux que l'on ne peut pas guérir seraient bien heureux d'avoir de ces rétrocessions qui équivalent à des guérisons pendant des années. Et même d'autres, plus atteints, seraient bien reconnaissants, si on pouvait enrayer la marche progressive de leur maladie et leur procurer un temps d'arrêt de dix ou quinze ans.

Donc, la possibilité et l'existence constatée de ces trois incidents d'évolution (la guérison clinique, la rétrocession symptomatique et le temps d'arrêt, sont suffisantes pour que le clinicien ne se décourage pas devant cette hyperproduction incurable de tissu interstitiel dans la moelle.

Puisque ces événements-heureux sont possibles, le médecin doit chercher à les provoquer, à les rendre plus fréquents. Il doit étudier, discuter et appliquer les divers moyens qui sont à notre disposition pour aider la nature dans ce but bienfaisant.

Donc, *malgré l'anatomie pathologique et ses conclusions décourageantes sur la sclérose définitive de la moelle, il y a lieu d'étudier le traitement du tabes* et de discuter ses ressources.

16. Cela posé, pour mettre de l'ordre dans la discussion des nombreux moyens qui ont été proposés et employés dans le traitement
du tabes, nous essaierons de les classer suivant le but thérapeutique
que l'on se propose d'atteindre avec chacun d'eux.

On peut, à ce point de vue, classer sous trois chefs les diverses
actions thérapeutiques à rechercher dans le tabes.

a) On peut se proposer de combattre l'*état de la moelle* en s'adressant soit aux causes de la maladie, soit aux lésions anatomiques
qui en sont la conséquence : une sclérose constituée, avec son
tissu fibreux substitué au tissu actif, peut paraître au-dessus de la
thérapeutique. Mais d'abord ceci n'est pas rigoureusement exact
à certains degrés et pour certaines natures de sclérose. Puis,
on peut, même en admettant l'impossibilité de traiter la sclérose
constituée, essayer de combattre et d'empêcher les incessantes
poussées circulatoires et inflammatoires au premier degré qui précèdent et préparent la sclérose et ne sont pas au-dessus de la thérapeutique.

Donc, on peut essayer de s'adresser à l'état de la moelle soit pour
l'améliorer anatomiquement, soit pour l'empêcher de s'aggraver.

b) Le cas cité de Schultze (290) prouve péremptoirement que,
malgré la persistance de la sclérose médullaire, un tabes peut guérir
cliniquement, c'est-à-dire d'une manière suffisante pour le malade.

Donc on peut, sans toucher à la lésion, s'adresser aux *fonctions*
altérées de *la moelle* et essayer de les rétablir.

C'est là une seconde action thérapeutique moins idéalement
rationnelle que la première dans le tabes, mais encore bien importante : car nous verrons qu'elle n'est pas stérile en fait et peut
amener à de brillants résultats.

c) Enfin, on peut s'efforcer de *soulager* certains symptômes parti-
culièrement gênants du tabes. C'est la troisième action thérapeutique, logiquement inférieure aux deux autres, que les malades vous
seront encore reconnaissants de ne pas perdre de vue.

Voilà les trois buts thérapeutiques que l'on peut s'efforcer d'atteindre : *a)* guérir, améliorer ou enrayer l'état anatomique de la
moelle ; *b)* rétablir les fonctions troublées de la moelle malade ;
c) soulager les symptômes pénibles ou gênants.

De ces actions thérapeutiques dérivent tout naturellement les *indi
cations* dans le traitement du tabes.

17. Passant maintenant aux *moyens* proposés pour remplir ces indications, nous les classerons, pour le traitement du tabes comme pour le traitement général de tout autre syndrome anatomo-clinique, en trois groupes : *a) Moyens s'adressant aux éléments étiologiques* (agents modificateurs des *causes* du tabes) ; *b) Moyens s'adressant aux éléments anatomiques* (agents modificateurs des *lésions* du tabes) ; *c) Moyens s'adressant aux éléments symptomatiques* (agents modificateurs des *manifestations symptomatiques*).

Nous consacrerons un chapitre à chacun de ces groupes.

III.

MOYENS THÉRAPEUTIQUES QUI S'ADRESSENT AUX CAUSES DU TABES.

18. En tête, nous trouvons la *syphilis* et la grave question du *traitement spécifique* dans le tabes.

A en juger par le nombre et la valeur des documents accumulés dans ces derniers temps sur cette question, ce paragraphe devrait occuper une très large place dans ce Rapport.

Il n'en sera rien. Non certes, que je nie l'importance de cette médication étiologique dans le tabes. Mais j'estime que la multiplicité même des publications récentes permet d'être plus bref et de condenser tout le chapitre en quelques propositions à peu près indiscutables.

Dans l'enquête personnelle que nous avons faite auprès de nos confrères, les avis sont très partagés sur l'efficacité du traitement spécifique dans le tabes.

Un certain nombre nie toute utilité. Ainsi Picot (*) ne croit pas que les traitements, quels qu'ils soient, aient le pouvoir d'enrayer la marche de la maladie, le traitement antisyphilitique entre autres. Avec le même traitement, P. Marie (*) s'efforce de ne pas faire de mal à ses tabétiques, mais il ignore s'il leur fait du bien. Caubet (*) déclare le traitement spécifique « sans action ». Pour Mayet (*), l'administration de l'iodure et du mercure est inutile dans presque tous les cas. Ballet (*) n'a jamais constaté d'amélioration positive et durable. Teissier (*) n'a obtenu aucun effet.

Au contraire, d'après Dieulafoy (89), « si le tabes qu'on va traiter chez un syphilitique est de date récente, le traitement antisyphilitique, bien manié et longtemps continué, peut avoir une réelle efficacité ». Eichhorst (99) a vu des améliorations extraordinaires,

pourvu qu'on ait la patience de continuer, malgré l'aggravation appa-
rente du début. Berbez (*) a eu trois ou quatre fois de bons résultats. De Beurmann (*) a constaté quelquefois une influence heureuse sur la marche de la maladie qui s'arrête..., les malades qui
suivent régulièrement le traitement en bénéficient toujours en ce
sens que la marche est moins rapide et les symptômes moins
gênants. Bondet (*) prescrit le traitement avec profit, dès l'apparition des premiers symptômes de la maladie, «quelle que soit la cause
du tabes». Le même traitement a donné à Bidon (*) « quelques
améliorations qui se sont maintenues ». Spillmann (*) a obtenu :
1° une guérison complète (malade vu par Charcot et Fournier),
2° une amélioration notable dans 9 cas, avec disparition des douleurs, retour de la marche, etc.; 3° un arrêt prolongé de l'évolution
de la maladie dans 7 cas. Magnan (*) traite de la même manière
toutes les fois que la syphilis figure dans les antécédents. Tripier (*)
a obtenu, chez un malade, un état stationnaire qui a duré vingt-cinq
ans et, une autre fois, une rétrocession à peu près complète des
phénomènes d'ataxie qui étaient très prononcés et, une autre fois
encore, la guérison complète qui se maintient depuis quatre ans.

On voit que la question a encore besoin d'être mise au point.

Le rôle étiologique de la syphilis dans le tabes peut se résumer
en deux phrases . 1° la syphilis est certainement l'élément étiologique le plus fréquemment noté chez les tabétiques ; 2° la syphilis
n'est que très rarement la cause unique du tabes, ce syndrome
étant le plus souvent une résultante de causes multiples super-
posées .

De ce second principe découle cette proposition thérapeutique
que le traitement spécifique n'a pas, dans le tabes, l'efficacité souve-
raine qu'il a contre les accidents d'origine et de nature syphilitiques, comme les gommes, par exemple, qui ont la syphilis pour
cause exclusive.

Du premier principe découle cette autre proposition thérapeutique que, tout en n'étant pas spécifique et souverain, le traitement
antisyphilitique doit rendre, dans certains cas, de considérables et
incontestables services.

Tout le monde admet la première proposition que le tabes n'est
malheureusement pas guéri souverainement par le traitement antisyphilitique.

C'est ce que Fournier exprime en classant le tabes parmi les affections parasyphilitiques [1] (125). « Qu'il soit ou non syphilitique, dit-il (122), le tabes confirmé n'a rien à attendre, comme guérison, du traitement antisyphilitique ». Pour le tabes plus récent, il aide puissamment la thérapeutique générale, entraîne des rétrocessions, des temps d'arrêt, mais en général ne suffit pas à guérir.

Ailleurs, cet éminent fondateur de l'origine syphilitique du tabes constate nettement la « faillite du traitement antisyphilitique vis-à-vis des affections » comme le tabes.

C'est donc une chose reconnue de tout le monde : le traitement antisyphilitique n'est pas *spécifique* pour le tabes.

Est-ce à dire qu'il ne rende pas service à certains tabétiques ? Bien loin de là.

Certains auteurs ont prétendu que le traitement spécifique est non seulement inutile mais nuisible dans le tabes.

Je crois que cette manière de voir est aujourd'hui réfutée de tous côtés. On consultera notamment soit le mémoire de Fournier (124) sur la prétendue action tabétogène du traitement mercuriel, soit le travail de Dinkler (90) sur 71 tabétiques de Erb soumis au traitement spécifique.

Pour ma part, je n'ai jamais vu le traitement antisyphilitique faire du mal à un tabétique, et je l'ai vu assez souvent faire quelque bien.

La syphilis étant non le seul, mais un important et souvent le plus important élément étiologique, le traitement antisyphilitique simplifiera les choses en supprimant une cause.

Ce traitement pourra atténuer certains effets antérieurs de cette cause et prévenir les effets ultérieurs de la même cause.

Il pourra donc : 1° puissamment contribuer à la guérison, dans les cas exceptionnels où cette guérison est possible ; 2° puissamment contribuer à la production des rétrocessions qui souvent équivalent à une guérison clinique et des temps d'arrêt souvent très prolongés ; 3° empêcher de nouvelles manifestations, des actions ultérieures des toxines syphilitiques sur la moelle, sur les vaisseaux, sur les méninges ou même sur le cerveau.

---

[1] « Ce néologisme, dit Fournier, spécifie bien, paraît-il, étymologiquement, le caractère des accidents en question, dont le propre est de procéder originairement de la syphilis, sans être pour cela cependant syphilitiques de nature ».

De ces principes, acceptés par la plupart des cliniciens, je déduis les règles suivantes d'application pratique.

On instituera le traitement spécifique dans le tabes toutes les fois que la syphilis sera certaine dans les antécédents du sujet. Quand les traitements spécifiques antérieurs ont été insuffisants, l'obligation de traiter est plus stricte. Mais cette obligation ne disparaît pas, quoique alors moins étroite, quand les traitements spécifiques antérieurs paraissent avoir été suffisants, parce qu'on n'est jamais sûr de la chose qui est toujours fort ancienne.

Je crois même qu'on fera bien d'instituer le traitement, toutes les fois que la syphilis antérieure sera probable, ou même seulement possible.

On ne s'abstiendra donc de tout essai thérapeutique dans ce sens que si on est absolument certain de l'absence de toute syphilis antérieure. Or, il me paraît absolument difficile d'avoir une certitude de ce genre. D'où la règle pratique que j'enseigne en fait (avec quelques rares exceptions) qu'on *doit toujours instituer le traitement spécifique chez un tabétique que l'on voit pour la première fois ou plutôt dont on est le premier médecin.*

Le traitement institué dans ce cas sera toujours le traitement mixte et, sauf intolérance constatée et persistante, devra durer trois mois.

Le mercure sera donné par la bouche : 0,05 à 0,10 centigr. de protoiodure ou de gallate de mercure, 0,005 à 0,010 milligr. de sublimé. — Il vaut mieux, en général, les frictions napolitaines avec massage sous les aisselles et les jarrets ou le long de la colonne. C'est ce que j'emploie le plus habituellement. — On peut aussi faire des injections. Spillmann (*) fait des injections intra-musculaires de thymolacétate ou de cyanure ; j'emploie habituellement l'huile grise suivant la formule de Gay que j'ai donnée ailleurs.

Si on fait les frictions, qui sont le procédé de choix, sur les trois mois de traitement, on les fait à 5 reprises pendant 10 jours, suivis de 10 jours de repos.

Pendant les mêmes trois mois, on donnera l'iodure de potassium à la dose quotidienne croissante de 1 à 6 gram. ou même 8 gram. par la bouche ou en lavement.

Après ce premier traitement, la conduite variera suivant les effets obtenus :

S'il n'y a aucune espèce d'effet, ni amélioration (même légère) ni temps d'arrêt sur aucun point, *il me paraît inutile de continuer le traitement* spécifique ou de le recommencer plus tard sous une forme quelconque.

Si au contraire il y a un effet quelconque, qui puisse faire soup-
çonner une action heureuse de la médication, *il faut la continuer
ou la reprendre plus tard.*

Si l'effet a été très marqué et par suite est très encourageant, ou
si, l'effet étant médiocre, les traitements antisyphilitiques antérieurs
ont été nettement insuffisants, on continuera sans désemparer, mais
en employant la méthode des médications alternantes, successivement et alternativement par le mercure et l'iodure de potassium.

Si, au contraire, les effets sont médiocres et si les traitements
spécifiques antérieurs sont suffisants, on suspendra le traitement
spécifique, pour le reprendre trois mois après.

Dans la formule générale du traitement du tabes on fait alors
figurer la médication spécifique deux fois par an, au printemps et à
l'automne, trois mois chaque fois.

A ce traitement antisyphilitique se rattache la prescription de
certaines eaux minérales, qui peuvent agir par elles-mêmes ou bien
facilitent l'emploi et augmentent l'action de la thérapeutique médi-
camenteuse.

Ce sont les eaux éliminatrices (surtout chlorurées) comme Aulus,
Balaruc, Brides, Carlsbad, Badenbaden, Wiesbaden ; ou les eaux
sulfureuses comme Luchon, Baden bei Wien, Aix-en-Savoie ; ou
les eaux chlorurées et sulfureuses comme Uriage, Aix-la-Chapelle,
Baden en Argovie...

Toujours dans le même ordre d'idées, si l'iodure n'était absolument pas toléré, on pourrait donner les sels d'*or*, notamment le
chlorure d'or et de sodium, à la dose quotidienne de 0,005 à 0,010 milligr. en solution.

Galezowski fait à la région temporale des injections hypodermiques
de 0,005 à 0,015 milligr. de cyanure d'or et de potassium.

19. A côté de la syphilis et après elle, il faut placer l'*arthritisme*
comme élément étiologique faisant, dans certains cas de tabes, indication thérapeutique.

Si l'arthritisme n'a pas, comme la syphilis, un traitement spécifique,
il y a du moins des moyens de le modifier thérapeutiquement.

Tels sont : les alcalins et les iodures à dose faible longtemps con-
tinués dans l'arthritisme en général, les salicylates quand les ori-
gines sont rhumatismales, la lithine quand elles sont goutteuses,
l'arsenic ou le soufre si les manifestations sont plutôt herpétiques...

On peut, par exemple, combiner un traitement de la manière suivante : les dix premiers jours de chaque mois, 0,50 centigr. d'iodure alcalin (en solution) et un cachet de 0,50 centigr. de salol et 0,50 centigr. de bicarbonate de soude à chaque repas principal (deux fois par jour) ;

Les dix jours suivants, 0,50 centigr. de salicylate de lithine (en solution) à chaque repas dans un verre à Bordeaux d'eau de Vichy (Hauterive ou Saint-Yorre) ou de Vals (Vivaraise n° 5) ;

Les dix derniers jours de chaque mois, repos ou 5 gouttes de liqueur de Fowler ou un cachet de 0,50 centigr. de soufre sublimé, deux fois par jour aux repas.

Chez les tabétiques arthritiques, on instituera aussi une hygiène et un régime spéciaux.

Ne manger ni charcuterie, ni gibier, ni viande avancée, ni crustacés ; manger beaucoup de légumes verts, légumes secs en purée, viandes bien cuites... — Ni tabac, ni alcool. — Boire aux repas de l'eau d'Evian additionnée de 0,50 centigr. de benzoate de lithine par bouteille.

On peut, dix jours par mois, boire du lait en mangeant, comme boisson exclusive aux repas et, deux fois par an, au printemps et à l'automne, prendre 25 bouteilles d'eau de Vittel (grande source) : une bouteille tous les matins, par demi-verre, de demi-heure en demi-heure, entre les deux déjeûners, en promenant dans l'intervalle.

Vie extérieure, au plein air, sans préoccupation morale. Pas de sédentaréité. Exercices du corps. — Assurer une selle quotidienne.

Tous les matins, friction sèche à la brosse ou massage de tout le corps ; chez certains, lotion froide rapide suivie d'une friction et d'une promenade.

Enfin, les eaux minérales sont un puissant adjuvant de la médication antiarthritique.

Je crois que là est la première indication des eaux de Lamalou dans le tabes.

J'en ai constaté et signalé (148) les bons effets dans un certain nombre de cas pour enrayer, retarder, faire durer et parfois même rétrocéder la maladie.

On trouvera des documents sur ce point dans les travaux de Cot (66) et des médecins de la station, Privat (253), Ménard (221), Belugou (18 à 21 *bis*), Cros (68 et 69), Donnadieu Lavit (91).

Dans notre enquête, plusieurs médecins se déclarent satisfaits des résultats obtenus par Lamalou. Je citerai Lépine (*), Magnan (*), Teissier (*) et André (*).

C'est donc l'arthritisme qui forme la première indication des eaux de Lamalou. Nous en trouverons d'autres en étudiant plus loin le traitement de certains symptômes que Lamalou paraît combattre plus efficacement.

Si ce sont là les eaux dont j'ai le mieux constaté les heureux effets dans le tabes, je suis loin de dire que ce sont les seules.

Il y a d'abord les autres eaux thermales à faible minéralisation, comme Bagnères-de-Bigorre, Néris ou Plombières, et, à l'étranger, Schlangenbad, Wildbad, Ragaz, Gastein, Teplitz, etc.

Puis, toujours pour remplir l'indication antiarthritique, il y a les eaux sulfureuses, comme Aix-en-Savoie, Luchon..., Loèche...; les bains sulfureux, dit André (*), me paraissent avoir été d'un certain secours. Il y a aussi les eaux alcalines comme Vichy, Vals, Royat..., les eaux diurétiques ou éliminatrices comme Euzet, Evian, Vittel Contrexeville, la Preste... ou enfin les eaux arsenicales comme la Bourboule...

20. Je ne dois pas prendre ensuite, une à une, les diverses autres causes du tabes et indiquer les moyens de les combattre, parce que la localisation tabétique ne change rien à leur thérapeutique générale.

Je dirai seulement quelques mots de l'élément étiologique groupé sous le nom de *surmenage*, parce que de cette cause dérive ce que l'on peut appeler l'*hygiène* du tabétique, partie peut-être la moins contestée de cette thérapeutique du tabes. A la fin d'une lettre un peu découragée, Lépine (*) dit : « Il ne faudrait pas, d'après ces quelques lignes, me juger trop sceptique : je crois beaucoup à l'utilité de l'hygiène dans le traitement du tabes ». Magnan (*) proclame aussi que « ce qu'il faut avant tout bien régler, c'est l'hygiène du malade ».

Le tabétique doit éviter les excès de tous genres, notamment les excès génésiques et aussi les excès d'alcool ou de tabac. Il doit vivre à la campagne dans un climat tempéré, au plein air, loin des préoccupations des affaires, des agitations politiques ou professionnelles des grandes villes, loin des cafés, des cercles et des salles de jeu, ne se permettant qu'un travail intellectuel modéré, pour occuper son esprit et dans un sens différent du sens habituel de ses travaux.

Un point plus délicat à règler est celui des exercices du corps, marche, course, vie physique active.

Nous verrons plus loin les services que rend la gymnastique réglée de Frenkel. Il ne faut donc pas immobiliser le tabétique comme certains neurasthéniques. Il faut le faire marcher, mais sans excès, c'est-à-dire que le tabétique ne doit pas se forcer ; il ne doit faire que ce qu'il peut sans fatigue, il doit rester en deçà de la lassitude, sauf à renouveler les séances.

En d'autres termes, il faut permettre et conseiller l'usage et l'exercice des mouvements encore possibles, mais ne jamais tolérer l'abus, le surmenage.

C'est ce qu'exprime Erb (109), quand il dit aux tabétiques : Vivez comme des vieux.

Dans ce paragraphe rentre aussi la question du régime des tabétiques ; j'entends des tabétiques en général, abstraction faite des règles alimentaires plus spéciales qu'impose à certains leur nature arthritique.

Dans quelques cas, dit Bouchard (*), où les névrites primaires du tabes « m'avaient paru être toxiques et relevaient d'une auto-intoxication gastro-intestinale, j'ai vu des douleurs qui, dans deux cas, allaient jusqu'à produire une certaine impotence et qui, dans un cas, se compliquaient d'accidents cérébraux, céder très rapidement à l'antisepsie de tube digestif ».

Le régime et l'antisepsie gastro-intestinale remplissent, dans ces cas, une véritable indication causale. Nous y reviendrons à propos des indications tirées de la lésion anatomique.

En somme, *les médications causales du tabes se résument dans ces trois principales : la médication antisyphilitique, la médication antiarthritique et l'hygiène.*

IV.

DES MOYENS THÉRAPEUTIQUES QUI S'ADRESSENT AUX LÉSIONS DU TABES.

La lésion principale du tabes étant une sclérose médullaire, cette lésion fera indication thérapeutique, soit à titre de lésion *scléreuse*, soit à titre de lésion *médullaire* ; c'est-à-dire qu'il y a des moyens s'adressant à la *sclérose* et des moyens s'adressant à la *moelle*.

A. — *Moyens s'adressant à la Sclérose.*

21. Le traitement de la sclérose est toujours le même, au moins dans ses lignes principales, quel que soit le siège de la maladie. La localisation médullaire ne fait pas exception et ne modifie pas ce principe.

Le vrai médicament de la sclérose, médullaire ou autre, reste l'*iode* sous ses différentes formes.

On peut employer les iodures alcalins (potassium ou sodium), non à dose antisyphilitique, mais à dose antiarthritique : un gramme par jour, dissous dans 3o centim. cubes d'eau, pris en deux fois au repas, dans de l'eau vineuse, du lait ou de la bière.

Si l'iodure était mal toléré (hypercrinies des muqueuses oculaire et nasale ou surtout troubles gastriques), on le remplacera par la teinture d'iode : cinq à six gouttes deux fois par jour, dans du lait.

Du reste, pour faciliter la tolérance des préparations iodées, on associera quelques cachets de salol et de benzonaphtol, ou de salol et de bicarbonate de soude (o,5o centigr. de chaque à tous les repas). Si la teinture d'iode donnait des douleurs d'estomac, on l'associerait, à parties égales, avec le chloroforme.

Ce traitement peut en général être continué pendant de longs mois, avec un repos de 1o jours (pour 2o jours de traitement) tous les mois.

Beaucoup d'auteurs emploient ainsi l'iodure dans un but autre que la lutte contre la syphilis. Je citerai Lancereaux (*), Magnan (*), Teissier (*). « Je ne l'emploie (l'iodure), dit ce dernier, qu'à titre de résolutif général et comme l'altérant de choix, destiné à enrayer la production de la sclérose, qu'elle soit syphilitique, arthritique, saturnine, mercurielle, ou alcoolique ». Il donne, en lavement, 1 gram. par jour, dans une infusion de valériane.

22. Il me paraît, comme à Rauzier (257), légitime de placer le *nitrate d'argent* ici, à côté de l'iode, parmi les altérants qui ont la prétention de combattre l'élément sclérose.

C'est le mémoire de Charcot et Vulpian (6o), fait après les travaux de Wunderlich, qui a lancé ce médicament dans la thérapeutique du tabes.

On emploie surtout le nitrate d'argent cristallisé en pilules d'un centigr., en prenant pour excipient la mie de pain, qui réduit une portion du sel à l'état métallique ; une autre portion est transformée en chlorure d'argent.

Bokai (37) enrobe les pilules dans de l'argile blanche et fait ingurgiter immédiatement après un peu de lait.

On peut aussi donner directement du chlorure d'argent, en associant dans la même pilule (comme l'a fait Mialhe), 0,01 centigr. de nitrate d'argent et 0,04 centigr. de chlorure de sodium.

Au début, on donnait par jour 2 à 5 de ces pilules contenant 0,01 centigr. de sel d'argent. Aujourd'hui beaucoup d'auteurs ont plutôt de la tendance à diminuer ces doses, afin d'éviter l'argyrie, et on prescrit alors le nitrate d'argent par milligramme. au lieu de le prescrire par centigramme.

En tous cas, il faut interrompre de temps en temps le traitement : 10 jours par mois par exemple.

Rosenbaum (271) a fait des injections hypodermiques de chlorure d'argent (2 milligr. 1/2 et plus tard 5 milligr. 2 ou 3 fois par semaine); plus tard (272), il a injecté de l'argentamine (Aethylendiamin silberphosphat).

Dans notre enquête, Lépine(*) emploie le nitrate d'argent et déclare « possible que ce médicament ne soit pas à rejeter » ; Berbez (') le donne aussi, 1 à 3 centigr. par 24 heures, par cures de 10 jours, dans la période d'augment de la maladie ; Mayet (*) trouve qu'« on a trop délaissé le nitrate d'argent, qui peut agir très utilement dans quelques cas sur les douleurs fulgurantes, mais a peu d'action sur les troubles de la marche ».

J'ai personnellement l'habitude de donner le nitrate d'argent quand il y a une intolérance absolue de l'iode sous toutes les formes, ou bien j'alterne les sels d'argent avec les préparations iodées quand la tolérance pour ce dernier médicament est limitée et courte.

Le nitrate d'argent serait donc un succédané de l'iode à dose antiarthritique, comme nous avons vu (n° 18) que le chlorure d'or serait le succédané de l'iode à dose antisyphilitique.

23. On connaît l'action vaso-constrictive de l'*ergot de seigle* et depuis les travaux de Tuczek (322), confirmés expérimentalement par Grünfeld (150), Kokotin (187), etc., on connaît aussi l'action spéciale de cet agent sur les cordons postérieurs de la moelle.

On comprend dès lors qu'on ait employé ce médicament dans le traitement du tabes.

Brown-Sequard l'administrait dans les congestions de la moelle et les myélites. Dans le tabes, Charcot l'employait volontiers et donnait, par exemple, matin et soir, 0,25 centigr. d'ergot, récemment pulvérisé.

Si ce médicament n'a « jamais donné aucun résultat marqué » à André (*), Lépine (*) a cru au contraire en « obtenir parfois quelques résultats » et Bidon (*) emploie d'une manière presque constante l'ergotine (une semaine par mois), alternée avec l'iodure (trois semaines par mois). Magnan (*) donne l'ergot trois jours par semaine et la phénacétine les quatre autres jours : chez trois tabétiques, il a vu des douleurs en ceinture, des constrictions pénibles de la base du thorax et des troubles urinaires amendés par ce traitement au bout de 6 semaines à 2 mois.

Ce médicament n'est pas sans inconvénients possibles. J'ai publié (144) un fait démonstratif à ce point de vue : parti de 0^{gr},25 par jour, le malade était arrivé à prendre 1 gram. par jour et en éprouva les plus fâcheux effets, qui disparurent en grande partie après la suppression du médicament. Le seigle ergoté peut nuire aux tabétiques soit en exerçant sur la moelle une action trop énergique et déprimante, soit en facilitant le développement des gangrènes.

Il faut donc se garder des doses trop élevées et surtout trop longtemps continuées sans interruption. Si on alterne avec l'iodure, on peut adopter pour le seigle ergoté le rythme, soit de trois jours par semaine, soit de cinq jours tous les quinze jours et alors donner seulement, 0^{gr},05 matin et soir le premier jour, en augmentant tous les jours de 0^{gr},05 jusqu'à 0^{gr},15 ou 0^{gr},25, *pro die*.

L'élément indicateur de cet agent, dans la sclérose tabétique, réside surtout dans la fluxion médullaire que l'ergot combattra, quand elle est active et que l'ensemble du système vasculaire n'est pas trop profondément altéré.

Par conséquent, le seigle ergoté serait plutôt le médicament des poussées, aiguës ou subaiguës, dans le tabes, beaucoup moins utile dans les périodes franchement chroniques et plutôt nuisible dans les rémissions.

24. Dans le traitement général des scléroses, le *régime* joue un rôle absolument de premier ordre. C'est également vrai pour les cas où la sclérose est localisée sur le protoneurone centripète.

Nous avons vu (nº 20) que Bouchard avait constaté la mauvaise influence que les poisons alimentaires peuvent exercer sur les tabétiques et les heureux effets des antiseptiques du tube digestif.

La chose est absolument vraie et plus classique pour les scléreux en général.

L'alimentation doit fournir au scléreux le moins de poisons possible : 1° parce que ces poisons sont souvent la cause et le point de départ de nouvelles poussées scléreuses ; 2° parce que la sclérose envahit souvent les organes éliminateurs ou destructeurs comme le rein ou le foie, ce qui accroît notablement la nocivité des produits toxiques développés dans le tube digestif.

D'après ces considérations, on voit qu'il y a un régime des tabétiques, comme nous avons vu plus haut (n° 20) qu'il y a une hygiène des tabétiques. Seulement ce régime sera plus ou moins sévère et par suite différent, suivant l'intensité ou plutôt suivant l'étendue de la sclérose, dans chaque cas particulier.

On peut schématiquement admettre trois degrés, qui serviront de cadre aux divers faits individuels.

a. Si la sclérose est limitée à la moelle, le régime sera surveillé, mais sans règle très étroite. On évitera l'encombrement intestinal et les fermentations vicieuses : une purgation de temps en temps fera du bien ; on ne permettra ni gibier, ni viandes faisandées ; on pourra joindre des antiseptiques (naphtol et salol : 0^{gr},5o de chaque au repas), médicaments qui sont du reste l'adjuvant utile de la plupart des traitements chroniques prolongés.

b. Si la sclérose a envahi simultanément d'autres organes que la moelle (artères, veines, cœur...), le régime sera plus sévère et le lait devra commencer à occuper une large place dans l'alimentation ; les viandes seront bien cuites et très divisées. — On pourra même en arriver à conseiller le lait comme boisson exclusive aux repas.

c. Enfin, si la sclérose a envahi, en même temps que la moelle, des organes de première importance pour la destruction ou l'élimination des poisons, comme le foie et le rein, le régime, devenu très étroit, sera par exemple le suivant : le matin à 8 heures, un bol de lait, à midi déjeuner ordinaire (comme *b*) et eau vineuse, à 4 heures soir un bol de lait, à 7 heures soupe au lait, légumes au lait et bol de lait, à 10 heures bol de lait (ainsi que dans la nuit s'il y a un réveil spontané ou deux).

Si même la sclérose rénale était portée à un haut degré, il faudrait imposer le régime maigre ou le régime lacté absolu et exclusif, au moins pour un temps. — Ceci rentre dans le traitement des scléroses, autres que la sclérose médullaire, scléroses autres qui peuvent coexister parfois avec le tabes.

B. — *Moyens s'adressant à la moelle.*

Les agents thérapeutiques de ce groupe s'adressent, comme les précédents, à la sclérose. Seulement ils sont commandés ou modifiés par ce fait particulier que la sclérose est, chez nos malades, localisée sur la moelle : ils cherchent à modifier spécialement la moelle.

25. Pas n'est besoin d'insister sur la *révulsion locale*, le long de la colonne vertébrale : c'est un procédé classique, rationnel du reste, mais pour lequel l'enthousiasme des médecins a plutôt besoin d'être réfréné qu'excité.

D'une manière générale, ce moyen thérapeutique s'adresse surtout, comme le seigle ergoté, aux phases congestives qui précèdent et préparent les poussées scléreuses. Ces périodes sont surtout marquées, en clinique, par une recrudescence de crises douloureuses, des troubles de sphincters, des aggravations motrices, etc.

A ces phases, cliniquement bien définies, s'adresseront les pointes de feu ou les vésicatoires, le long du rachis. Le vésicatoire cantharidien ne sera appliqué qu'avec les précautions d'usage et s'il n'y a aucun signe de sclérose rénale : dans le cas contraire, on emploiera le vésicatoire à l'ammoniaque ou au chloral. Les badigeonnages de teinture d'iode ont un effet beaucoup plus atténué et doivent être répétés souvent et largement pour n'avoir pas un effet nul.

Certains auteurs, comme Magnan (*) et Teissier (*), préfèrent ce dernier moyen aux pointes de feu.

Berbez (*) fait cette révulsion avec les ventouses scarifiées et les pointes de feu.

S'appuyant sur les expériences de Rung, qui établissent l'action exercée sur les vaisseaux de la moelle par les bains froids limités aux extrémités inférieures, Hœnelin (170) réchauffe les membres inférieurs du tabétique dans une couverture ou un bain de vapeur ; puis, immédiatement après, il fait une affusion froide à 20° ou une application de linges imbibés d'eau à la même température ou une immersion dans un bain de pied froid (10 à 20°) pendant 15 à 60 secondes.

En dehors de ces poussées nettement définies, le tabes, même chronique, tant qu'il est progressif, a des poussées latentes cliniquement : de là l'usage rationnel des pointes de feu le long du rachis, tous les 8 ou 10 jours, même dans les formes chroniques.

J'estime que les indications de la révulsion locale disparaissent dans les rémissions du tabes.

Dès 1887, Brown-Sequard avait montré les bons effets, dans le tabes, des pointes de feu appliquées, non plus le long du rachis, mais le long des membres inférieurs. Cette action est facile à admettre et à expliquer, soit par une action inhibitrice à distance, soit par une action sur les névrites, que nous avons vues être l'élément anatomique le plus curable du tabes.

Ainsi A. Robin (*) les applique très superficielles, le long des nerfs périphériques, en commençant par les pieds et en remontant graduellement le long des membres inférieurs, et leur demande une action inhibitrice sur la moelle.

Le plus souvent, on préfère appliquer les pointes de feu au niveau des lésions présumées. Il y a alors des éléments cliniques précis dans chaque cas particulier, pour décider l'opportunité et le lieu d'application des pointes de feu : quand l'analyse clinique révèlera l'existence d'une poussée névritique, on appliquera des pointes de feu à la périphérie, le long de ces nerfs ; quand on aura lieu de supposer une poussée myélitique, on appliquera ces mêmes pointes de feu le long de la colonne vertébrale.

Si on est autorisé à supposer qu'il n'y a aucune poussée, ni au centre ni à la périphérie, on s'abstiendra de toute révulsion locale.

26. L'*électrothérapie* n'est pas un agent thérapeutique univoque dans ses applications au traitement du tabes.

Essentiellement multiple et variée dans ses modes d'emploi, l'électricité peut, suivant les cas, produire des effets absolument différents, même opposés. Nous devons donc nous attendre à la retrouver dans divers chapitres de ce Rapport, sous des rubriques d'indications variées.

Ici nous n'avons à envisager l'électrothérapie que comme agent modificateur de la moelle lésée, de la sclérose médullaire.

Rumf (276) a enrayé la maladie par l'emploi du pinceau faradique ; il serait le seul qui ait usé de ce moyen avec Rockwell et Niemeyer.

Avec la galvanisation, Remak (262) aurait eu trois guérisons ; Spillmann (301), Brenner (cit. Erb 106), Müller (233) chacun une ; Pierson Sperling (248) deux ; Rudolph Lewandowski (200) aurait obtenu dix-sept guérisons sur cent-vingt cas. Cyon (70) préconise le même procédé.

Teissier (*) condamne au contraire complètement la galvanisation de la moelle et surtout le courant ascendant qui aurait paru à son père provoquer parfois la périencéphalite.

Arthuis et Vigouroux (cit. Bosc*) ont plutôt employé avec succès la galvanisation (tabouret statique).

La *kinésithérapie* par la gymnastique et le massage (je réserve le traitement de Frenkel pour un autre paragraphe) a paru enrayer aussi la marche de la lésion dans certains cas de tabes. Hartelius (162) l'affirme et Arvid Kellgren (7) cite un exemple remarquable. Bosc (*) a réussi aussi à enrayer un cas de tabes par le massage et la gymnastique.

27, C'est encore à la lésion du système nerveux dans le tabes que s'adresse l'*élongation des nerfs*, qui a eu son heure de célébrité.

En septembre 1879, Langenbuch (196) pratique l'extension du sciatique gauche, puis des deux cruraux et du sciatique droit chez un tabétique avec douleurs fulgurantes dans les quatre membres. Très soulagé pour les membres inférieurs, le malade demande l'élongation des nerfs des bras. On commence à le chloroformiser : il meurt subitement, « probablement d'une attaque épileptique ». L'examen nécropsique publié un peu plus tard par Westphal (334) démontre l'*absence* de toute lésion des cordons postérieurs : ce n'était pas un tabétique.

Mais Langenbuch (196) présente de nouveaux cas, développe la théorie périphérique du tabes et explique par là les heureux effets de l'élongation nerveuse dans cette maladie. Il cite à l'appui le fait de Schüssler (293) d'une ataxie développée après une fracture du péroné et guérie par l'élongation des deux sciatiques.

Ce fait est très discuté par Erb (105). Mais les travaux se multiplient.

Des améliorations, plus ou moins marquées, plus ou moins durables, portant surtout sur l'élément douleur, sont constatées notamment par Esmarch (112), Debove et Gillette (79), Erlenmeyer (111), Bastian (13), Johnson (183), Davidson (78), Langenbeck (195), Grainger Stewart (195), Müller et Ebner (234), Benedikt (22), Fischer et Schweninger (120), Cavafy (55), Elias (101), Payne (246), Nocht (237), Tillmanns (319), etc.

Mais les cas inverses se multiplient aussi. Des observations avec effets nuls ou très fugaces, ou avec aggravation, sont signalées par Berger (27), Bernhardt (29), Wegener (29), Goltdammer (29), Israel (29), Litten (29), Leyden (202), Westphal (334), Spencer (300), Moeli (224), Strümpell (307), Winter (337), Hiller (167), Senator (29), Svensson (310), Weiss (333), etc.

. . Enfin, en même temps, on publiait des accidents mortels. Sury Bienz (309) publie un cas de Socin : mort d'embolie pulmonaire venant d'une thrombose de la veine fémorale droite (côté opéré et suppurant) : Kulenkampff (189), un cas où l'opération est suivie de douleurs violentes et de mort ; Rumpf (278), un cas de mort par hémorrhagie médullaire neuf jours après l'opération, Rosenstein (273), un cas de Berger : mort par pyémie quatre semaines après. Althaus (3) cite encore des cas de mort de Langenbeck, Billroth et Benedikt Je ne joins pas le cas de Teissier (315), dans lequel la pathogénie de la mort, d'ailleurs tardive, est obscure.

On peut plutôt rapprocher les expériences de Pauline Tarnowski (312), qui montrent l'action nocive sur la moelle de l'élongation du sciatique.

Les dangers sont certainement moindres avec l'élongation sous-cutanée ou non sanglante, comme l'ont faite Gussenbauer (153), Lépine (198) et d'autres, par la flexion forcée chez le malade chloro-formisé de la cuisse avec hyperextension de la jambe. Mais aussi dans ces cas les résultats sont encore moins encourageants.

En somme, le procès me paraît jugé, et ce paragraphe peut être court, tout en étant documenté.

Peut-être pourrait-on essayer encore l'élongation dans un cas exceptionnel où les douleurs très vives et très localisées auraient une origine manifestement périphérique. Mais, en somme, et pour les cas ordinaires, j'estime que l'élongation des nerfs doit être rayée de la thérapeutique du tabes.

28. Nous devons dire un mot de l'*élongation de la moelle*, ne fût-ce que comme terme de transition entre l'élongation des nerfs dont nous venons de parler et la suspension, dont nous parlerons dans le paragraphe suivant.

Dana (71) a démontré que dans l'élongation nerveuse la moelle peut s'allonger de 2 ou 3 millim.

Nous avons déjà cité les travaux de Gussenbauer (153) et de Lépine (198) sur cette élongation non sanglante, qui, d'après Erb (105-109), aurait été employée pour la première fois par Corval. Dans le même but, Hegar (164) fait fléchir les genoux et imprime à la colonne vertébrale différents mouvements.

Sur le même principe est basée encore la méthode de Bonuzzi (39) que Benedikt (24) emploie : le malade étant placé à plat, on saisit les jambes avec une serviette et on les porte énergiquement vers la tête, qui est elle-même fléchie, de manière à ce que les genoux touchent le front.

Blondel (35) immobilise le malade pendant un certain temps (5 minutes en général) dans cette position en passant derrière la nuque et sous les genoux une courroie que le malade peut appliquer lui-même, serrer ou relâcher.

Déjà, depuis une quinzaine d'années, Hessing (cit. Worotynsky 341) emploie un corset spécial, s'adaptant bien au malade, avec points d'appui aux saillies et au bassin, produisant ainsi une extension constante et prolongée (pendant des années) de la colonne vertébrale. Ce corset a donné de bons résultats à Leyden et à Jurgensen (185), qui le faisait porter trois ans de suite. Erb en a vu aussi de bons résultats. Naunyn a vu au contraire une aggravation après l'enlèvement du corset.

Max Weiss (cit. Worotynsky 341), de Vienne, a également imaginé un appareil composé d'une ceinture abdomino-thoracique et d'un collier occipito-mentonnier, reliés entre eux par une crémaillère (avec dynamomètre) qui permet de faire une sorte d'extension continue, avec une force calculée et mesurée.

Tout récemment, Gilles de la Tourette et Chipault (138 bis) ont proposé un autre procédé d'élongation vraie de la moelle : c'est la flexion sur un sujet assis les jambes étendues avec un appareil spécial. Ce procédé serait exempt des dangers de la suspension et permettrait « d'obtenir chez les ataxiques un bénéfice thérapeutique, que l'on peut, sans hésitation, estimer au double de celui, déjà satisfaisant, que procurait cette importante technique ».

Ces divers moyens nous conduisent à la suspension, qui mérite une étude spéciale, étude dans laquelle nous engloberons la discussion générale de ces divers moyens d'élongation de la moelle.

29. Quand, en 1883, Motschutkowsky (230), d'Odessa, publia ses succès par la *suspension* dans le traitement du tabes, ce mémoire resta sans écho pendant cinq ans. A peine une allusion y était-elle faite dans un mémoire de John Marshal (218) en 1888. Puis, cette même année, au retour d'un voyage en Russie, en 1888, Raymond communiqua le fait à Charcot et le publia en France (259), et alors les observations et les publications de la Salpétrière donnèrent un tel élan à la question que, sur les 73 numéros de notre index bibliographique qui ont trait à la suspension, 43 se rapportent à la seule année 1889.

Il y eut alors une exagération d'enthousiasme : le remède du tabes semblait trouvé. Puis, suivant une loi classique, survint une réaction de défaveur, tout aussi exagérée.

Aujourd'hui le moment semble venu de mettre la question au point avec impartialité. Nous nous servirons beaucoup du mémoire de Worotynsky (341) pour résumer les débats.

Motschutkowsky (230) part de cette observation que, dans la suspension pour l'application du corset de Sayre, le corps s'allonge de 6 centim. et la colonne vertébrale (de la 2ᵉ cervicale à la 4ᵉ lombaire) de 2 1/4 centim. On peut penser qu'il y a une action sur la moelle. De là, l'emploi de la suspension dans les maladies de la moelle.

Sur les 15 tabétiques qu'il traite de cette manière, Motschutkowsky constate une aggravation 2 fois ; mais, dans les 13 autres cas, il y a une amélioration de tous les symptômes, sauf la vue et les réflexes rotuliens.

Charcot (58) (Voir aussi les travaux de Gilles de la Tourette 137-138-139 et de Raoult 256) traite 59 tabétiques et constate 38 fois une amélioration notable ; 7 fois il n'y a aucun résultat et 5 fois on est obligé d'interrompre le traitement.

Le côté expérimental est étudié, dès le début, chez Charcot, par Onanoff, qui avait accompagné Raymond en Russie, et qui constate chez l'homme sain, à la suite de la suspension, l'augmentation des réflexes rotuliens, l'insomnie et l'excitation génésique.

On sait comment ces premiers résultats donnèrent d'illusions aux impuissants et aux neurasthéniques.

Les vrais résultats obtenus dans le tabes ont été bien étudiés. Charcot constate d'abord la disparition des douleurs fulgurantes ; c'est aussi le symptôme le mieux modifié chez Mierzejewsky, au rapport de Danillo et Przychodski (74). Michell Clarke (62), qui opère sur 11 tabétiques, voit plus tôt l'amélioration de la marche et la disparition du signe de Romberg et seulement plus tard l'amé-lioration des douleurs, de l'anesthésie, etc.

C'est aussi l'incoordination motrice que Waitzfelder (330) voit surtout s'améliorer chez ses six malades.

Chez le malade de Castan et Ducamp (92), les douleurs fulgurantes disparurent dès les premières séances, la marche s'améliora vers la 50ᵉ séance ; l'amélioration alla en augmentant jusqu'à la 280ᵉ et resta ensuite stationnaire jusqu'à la 350ᵉ.

Pour Mouisset (231), un des effets les plus constants de la suspension est la disparition des troubles de la vessie et du rectum.

Eulenburg et Mendel (115), qui réunissent 34 cas de tabes, d'un côté et Rosenbaum (270) de l'autre, constatent l'amélioration du sommeil et de l'état général et seulement plus tard la diminution du signe de Romberg et des troubles urinaires.— Pour Benedikt (23), après la suspension, les mouvements deviennent plus libres, plus élastiques, du moins pour quelque temps.

Althaus (4) a, dans un de ses cas, une amélioration de tous les symptômes équivalente à une guérison, même avec retour des réflexes rotuliens. Renaut (263) aussi a vu reparaître le réflexe patellaire.

Sur 13 tabétiques traités par Boujour (38), 3 ont pu beaucoup mieux marcher après le traitement; le réflexe du genou a réapparu chez un quatrième, et, chez les autres, il y a eu diminution ou disparition des douleurs et des paresthésies.

Chez 5 des 10 tabétiques traités par Guttmann (154), le résultat a été nul; chez l'autre moitié, il y a eu amélioration de la démarche, du signe de Romberg, des paresthésies et des douleurs lancinantes.

Sur 7 tabétiques traités par de Renz (264-265), 3 n'ont retiré aucun bénéfice; chez les 4 autres, les douleurs fulgurantes se sont amendées d'une façon notable et la marche est devenue plus facile.

Parmi les symptômes améliorés chez un des malades de Révilliod (266), il faut citer un pied tabétique, comme Teissier (316) a vu s'améliorer un ulcère plantaire.

Gilles de La Tourette et Lagoudakis (139) font diminuer, puis cesser, l'usage de la morphine chez deux tabétiques, très améliorés.

Les symptômes cérébraux ne sont, en général, pas modifiés. Cependant Motschutkowsky voit une fois revenir le réflexe pupillaire; Hammond (159) constate la diminution des douleurs de tête et de crises vertigineuses; Ladame (192), qui a pratiqué 282 suspensions sur 15 tabétiques, a vu une fois diminuer le ptosis; Bernhardt (30), qui a fait 256 suspensions chez 21 tabétiques, a vu disparaître la diplopie et la surdité; Darier (75) a constaté l'amélioration de l'acuité visuelle dans 4 cas d'atrophie optique; Eulenburg et Mendel (115), la diminution de l'amblyopie dans l'atrophie optique et de la parésie des automoteurs; Abadie et Desnos (1), l'amélioration de la puissance visuelle; Moutard Martin (cit. Raoult 256), la diminution des troubles oculo-moteurs. Bechterew (15) a aussi spécialement étudié l'action de la suspension sur les troubles de la vue.

Courmont (67) a vu la suspension avoir d'excellents effets sur le spasme pharyngé d'un tabétique.

Stewart (306) et la plupart des auteurs ont constaté que l'amélioration est plus marquée et plus rapide dans les cas les plus chroniques.

Comme statistiques générales, J. Russell et James Taylor (3i3) réunissent 255 cas, sur lesquels il y a 171 améliorations, 77 états stationnaires et 7 aggravations.

Plus récemment, Worotynsky (341) réunit 289 cas, dont 7 personnels, sur lesquels il compte 216 améliorations et 73 résultats négatifs. Il reconnaît que d'autres statistiques sont moins encourageantes. Ainsi Hirt n'a à peu près rien constaté dans ses 114 cas ; peut-être n'a-t-il pas été assez patient, puisque la durée du traitement aurait varié entre 3 et 7 séances (Bogroff 36). Erb (107), lui aussi, au début, a eu des résultats peu avantageux, meilleurs plus tard.

Dans notre enquête, Luys (*) est le seul qui déclare avoir complètement renoncé au procédé de la suspension, qu'il considère comme inutile et quelquefois même dangereux.

Au contraire, Lépine (*) est certain d'avoir constaté quelque bénéfice de la suspension (au moins pendant quelques mois) ; ce moyen « est peut-être ce que nous avons de plus efficace ». André (*) a vu la suspension donner de bons résultats chez deux malades. Mayet (*) croit qu'elle peut améliorer beaucoup les malades, à condition d'être employée avec persévérance et prudence pendant un temps très long : l'amélioration peut n'apparaître qu'au bout de plusieurs semaines.

Bidon (*) considère ce moyen comme un traitement fondamental auquel il faut soumettre tous les ataxiques en état de le supporter. Teissier (*) l'emploie surtout contre les douleurs fulgurantes et les manifestations sensitives du tabes.

La suspension a paru à Magnan (*) faciliter dans quelques cas la marche, donner plus d'assurance et de stabilité. Pour Tripier (*), elle peut éloigner le retour des douleurs fulgurantes et parfois améliorer un peu la locomotion.

Le plus enthousiaste est Bondet (*), pour qui c'est le traitement de choix, grâce auquel « il y a lieu de modifier du tout au tout nos anciens errements à propos de la thérapeutique et du pronostic du tabes ». Il cite l'observation très remarquable d'un malade qui, entré impotent et aveugle, recouvra la vue et les mouvements, put devenir infirmier et pendre les autres. Après 640 séances il ne garde que des arthropathies, du myosis et l'abolition des réflexes. — Sur une trentaine d'ataxiques confirmés, cinq ou six seulement ont été réfractaires, tous les autres ont été améliorés. Sur 12,000 séances ainsi prescrites, il n'a fallu interrompre le traitement que chez trois malades avec phénomènes bulbaires, seule contre-indication avec les lésions cardiaques.

Il est cependant certain que la suspension peut avoir des effets fâcheux : des désagréments, des inconvénients, des dangers ; on a même constaté des morts.

Avec Openchowski (241), les auteurs signalent parmi les accidents possibles : l'affaiblissement des extrémités inférieures, les douleurs dans le sacrum ou dans toute la colonne, les étourdissements, la perte d'appétit, la somnolence, les hémorrhagies scléroticales, la rétention d'urine, les convulsions toniques des membres inférieurs... Bernhardt (3o) et Bruns (5o) ont vu des attaques épileptiformes.

Blocq (34) cite trois cas de mort : les malades se suspendaient eux-mêmes ; il en était de même dans les six cas de mort cités par Altichieri (5) sur 174 observations. Gorecki (141) et Eisenlohr (cit. Worotynsky, 341) rapportent des cas semblables.

Chez un malade de Skiner (298), il y eut des symptômes très alarmants dont on le sauva avec beaucoup de peine. Borsari Carlo (41) a vu survenir la mort après la huitième séance ; à l'autopsie, on trouva une méningite cérébro-spinale aiguë. Erb (107) a vu un malade mourir subitement cinq jours après la onzième séance.

L'appareil employé pour la suspension a été modifié et perfectionné depuis 1883.

Motschutkowsky (23o) se servait de l'appareil de Sayre. Au début, on improvisa des appareils plus simples, comme celui de Vergely et Picot à Bordeaux, que décrit Lespinasse (199). Puis, Stein (cit. Worotynsky, 341) ajoute une poulie de Weston qui contrebalance le poids du patient et permet de l'immobiliser à la hauteur qu'on veut. Althaus (4) met aussi une poulie et fixe la corde à un cran d'arrêt.

Avec l'appareil de Weir Mitchell (332) le patient est soutenu par la tête et les coudes, et non par les aisselles.

Hammond (15g) ne soutient que par le cou le malade qui quitte à peine le sol.

Bogroff (36) ne tire le malade que par les coudes, mais il le place sur un plan incliné mobile, dont l'inclinaison variable (depuis l'horizontalité jusqu'à la verticalité) permet de varier et de graduer la force d'élongation.

Avec l'appareil de Sprimon (3o2), le tabétique reste assis, il est tiré par les coudes, le menton et la nuque ; les poids extenseurs sont variables et peuvent être adaptés à chaque cas particulier. C'est l'appareil que Worotynsky (341) a employé dans le service de Bechterew.

Cet appareil et celui, très analogue, de Lande (194) et Régnier, décrit dans la thèse de Dupuy Fromy (97), paraissent actuellement les meilleurs. Bidon (*) en emploie un analogue qui soutient aussi par les coudes (au lieu des aisselles) en même temps que par la tête.

Je me suis toujours servi de l'appareil primitif et crois qu'on n'a pas d'inconvénients si on met beaucoup de prudence dans la technique.

La plupart des auteurs font des séances assez longues.

Motschutkowsky (230) fait une séance tous les deux ou trois jours, d'abord de une à deux minutes, plus tard de dix minutes.

Worotynsky (341) fait une séance tous les jours d'abord, tous les deux jours après la dixième jusqu'à la quinzième séance, parfois deux fois par jour (avec une faible énergie).Au début, les séances de douze à quinze minutes, rarement vingt ou même vingt-cinq.

Bidon (*) fait aussi des séances de dix à douze minutes : huit minutes, traction de 30 à 50 kilogr., deux minutes, traction de 60 à 70 kilogr. ; deux minutes, retour progressif à o.

Je n'atteins jamais ces durées et ne dépasse pas cinq minutes (le plus souvent deux). En tous cas je commence toujours par quinze à trente secondes, pour tâter la tolérance du sujet, sauf à augmenter de vingt à trente secondes à chaque séance.

Bondet (*) ne dépasse pas une à deux minutes.

Tout le monde est d'accord pour proclamer que le traitement doit être continué très longtemps.

Je n'insisterai pas sur la théorie et le mode d'action de la suspension ; c'est un chapitre encore fort obscur.

Pour Motschutkowsky (230), l'extension des troncs artériels et l'augmentation de tension sanguine produiraient une accélération de circulation dans la moelle.

Bonuzzi (39) admet aussi que la suspension congestionne le plexus veineux des méninges et les vaisseaux intra-médullaires eux-mêmes. Hale Wite (156) a constaté de l'hyperthermie par la suspension, et Teissier (*), de l'albuminurie.

Althaus (4) admet que la suspension déchire les adhérences méningitiques spinales et agirait aussi « sur la névroglie scléreuse et dense, fibreuse, en la relâchant et la rompant, d'où diminution de la compression des tubes nerveux subsistants » (Cit, Raoult, 256).

Brown Sequard et Dujardin-Beaumetz (95) admettent une anémie médullaire, par compression des intercostaux, et Lumbroso (208), une anémie suivie d'une réaction congestive.

Pour Cagney (52), la suspension ne tend pas la moelle ; elle la relâche au contraire et peut agir sur la sclérose en modifiant mécaniquement les adhérences spinales et en facilitant la circulation intra et extramédullaire.

Dans un second travail, il ajoute, du reste, que c'est un traitement à supprimer.

Bogroff (36), étayant sa manière de voir sur des expériences ingénieuses, pense qu'il y a allongement de la moelle et de la dure-mère, pression négative dans la cavité de cette dernière et hyperémie consécutive des méninges et des couches périphériques de la substance blanche, hyperémie qui peut s'étendre à la masse encéphalique. La suspension rappellerait ainsi à la vie les tubes nerveux, éveillerait leur fonction à demi éteinte et augmenterait leur conductibilité.

Pour Bondet (*), la suspension modifie la circulation de la moelle, des méninges et des racines ; les brides méningitiques, les exsudats scléreux qui compriment et étouffent les tubes nerveux, se déchirent et se désagrègent. Il y a là comme une sorte de massage qui favorise la résorption des exsudats et rend à la longue, aux éléments nerveux non détruits, des fonctions un instant compromises.

Je laisse les théories purement psychiques, soutenues par Ladame (192), Leyden (203), Haushalter et Adam (163). Nous verrons que la suggestion peut jouer un certain rôle dans la thérapeutique du tabes ; mais il me paraît difficile d'attribuer à ce mode d'action les effets lents et progressifs que l'on obtient dans les cas heureux de suspension.

En somme, il faut retenir de tout cela que la suspension, quand elle agit, agit par excitation sur les tubes nerveux lésés ou inhibés. Ce n'est donc pas un traitement des périodes aiguës du tabes.

De là résultent son inefficacité dans les périodes de début et dans les poussées subaiguës ultérieures, ses succès au contraire dans les périodes vraiment chroniques et torpides.

La suspension ne s'adresserait donc pas tant à la lésion se faisant, au processus actif et actuel, qu'à la sclérose réalisée, au reliquat des poussées antérieures, à l'infirmité ou à la cicatrice plutôt qu'à la maladie.

De là, résulte que la suspension a, dans la thérapeutique du tabes, une place à part, une indication spéciale, bien séparée des médicaments étiologiques, des résolutifs et des révulsifs.

Ces derniers s'efforcent d'enrayer les progrès du mal ; ils combattent le processus anatomique avec d'autant plus de chance qu'il est plus récent.

La suspension, au contraire, combat les conséquences des lésions antérieures, s'efforce de réveiller les fibres troublées dans leur fonctionnement.

De plus, il faut se rappeler que, pour agir, la suspension demande à être continuée patiemment pendant un temps extrêmement long ; le succès est à ce prix.

Donc, pour résumer tout cela d'un mot; *la suspension est le traitement chronique des phases chroniques du tabes.*

De ces mêmes considérations résultent aussi quelques conclusions pratiques.

Les contre-indications de la suspension dériveront surtout des symptômes d'acuité ou de subacuité actuelle de la maladie, des troubles cardio-vasculaires et des symptômes congestifs bulbaires ou cérébraux.

Les signes d'intolérance seront l'aggravation sérieuse ou persistante des symptômes antérieurs, l'apparition de troubles vasculaires périphériques, bulbaires ou cérébraux, une marche plus aiguë des accidents médullaires...

En fait et pour éviter tout cela, ne jamais permettre au malade de se suspendre lui-même, *ne confier la suspension d'un tabétique qu'à un médecin ou à un aide expérimenté.*

30. Les *injections de substance nerveuse* pourraient être classées ici, parmi les médications qui s'adressent directement à la moelle lésée.

C'est bien, en effet, à la moelle lésée que s'adressent spécialement les injections de C. Paul (245). Seulement, comme cette spécialité d'action est aujourd'hui à peu près abandonnée, ces injections ne gardent plus que leur valeur hypersthénisante générale, et la discussion de leur efficacité sera mieux placée dans un chapitre consacré en même temps aux injections de Brown Sequard, aux injections de glycérophosphates et de sérum artificiel, à toutes les injections stimulantes, dans le groupe des médications symptomatiques, que nous allons aborder maintenant.

V.

MOYENS THÉRAPEUTIQUES QUI S'ADRESSENT AUX SYMPTÔMES DU TABES.

Nous grouperons les symptômes à combattre dans le tabes sous les cinq chefs suivants : A. douleurs fulgurantes et crises viscéralgiques ; B. amyosthénie et asthénie ; C. ataxie ; D. symptômes névrosiques ; E. autres symptômes (sphincters, crises bulbaires, troubles trophiques, amblyopie...).

A. *Les douleurs fulgurantes et crises viscéralgiques* sont un des symptômes sur lesquels le tabétique attire le plus volontiers l'attention du médecin et sollicite le plus souvent son intervention thérapeutique active.

31 L'*opium* reste le plus puissant des agents contre la douleur.
Par la bouche, on donnera 0,05 à 0,15 centigr. d'extrait thébaïque en pilules, X à XXX gouttes de laudanum de Sydenham dans de l'eau, 0,02 à 0,05 centigr. de chlorhydrate de morphine en potion.
En lavement, on mettra six à douze gouttes de laudanum dans 2 ou 3 cuillerées d'eau ou un centigr. de chlorhydrate de morphine dans une cuillerée à café d'eau (sans addition d'autre véhicule).
Pour éviter la constipation, on associera dans les pilules 0,01 à 0,02 centigr. d'extrait de belladone à l'extrait thébaïque.
Le moyen le plus rapidement calmant est encore l'injection hypodermique de 0,01 ou 0,02 centigr. de chlorhydrate de morphine associé dans un centim. cube d'eau bouillie à un demi-milligram. de sulfate neutre d'atropine.
Pour éviter que le tabétique devienne morphinomane et morphinique, il suffit en général de ne lui livrer ni seringue ni solution. L'injection de morphine n'est inoffensive à ce point de vue que si elle est toujours faite par le médecin lui-même.

32. L'*antipyrine* est encore un très bon agent, que l'on peut même donner avant l'opium, à la dose de 1 à 3 gram., en cachets de 0,50 centigr., associée à égale quantité de bicarbonate de soude : administrer avant ou pendant les repas, pas dans les deux heures qui suivent (voir Guibbaud et Langlois 151).

A l'exemple de Lépine, Fischer (119), Jendrassik (182) et d'autres, on peut aussi donner l'*acétanilide* ou antifébrine : 1 à 2 gram. en cachets de 0,25 centigr. — Ou la *phénacétine* : 1 à 2 gram. par jour, en cachets de 0,50 centigr. — Ou l'*exalgine* : 0,50 centigr. à 1 gram., en cachets de 0,25 centigr. — Ou la *laclophénine* : 4 à 8 cachets de 0,25 centigr...

Je ne crois pas qu'on puisse scientifiquement préciser les indications respectives de ces divers moyens, dont la hiérarchisation varie suivant les auteurs. Ainsi André (*) a « vu l'antipyrine agir plus efficacement que l'acétanilide », tandis qu'à de Beurmann (*) le médicament le plus efficace a paru être l'acétanilide. Bouchard (*) donne le salicylate et l'antipyrine. Ballet (') préfère un mélange à parties égales d'antipyrine, de phénacétine et d'acétanilide, 0,10 centigr. de chaque, en cachet, d'heure en heure jusqu'à 3 ou 4, ensuite de 2 en 2 heures. Il réserve la morphine pour les crises violentes, rares et éloignées. Mayet (*) la donne aussi volontiers quand les douleurs sont intenses : le morphinisme est moins à redouter que la souffrance.

En somme, il est bon de connaître et d'avoir à sa disposition toute une gamme de médicaments calmants et d'essayer les autres quand les premiers ne sont pas ou sont mal tolérés.

33. L'*Oxalate de Cerium*, introduit dans la thérapeutique par Simpson et employé contre les vomissements de la grossesse, est donné en solution par Meyer et en pilules avec du sucre par Podwyssotsky.

Ostankow (244) a fait connaître les bons effets obtenus avec cet agent, à la Clinique de Bechterew, contre les crises gastriques des tabétiques, à la dose de 0,05 à 0,10 et 0,15 centigr., 3 ou 4 fois par jour, il diminue rapidement la fréquence des vomissements (de 200 à 6 par jour), les douleurs épigastriques, la soif, les nausées et rend possibles le sommeil et l'alimentation.

Blumenan (244) l'emploie aussi avec succès dans les crises gastriques des tabétiques en l'associant à 0,01 centigr. de cocaïne.

Ces résultats ont été aussi obtenus par Jourmann (184), qui a fait aussi l'étude expérimentale et conclut que ce sel agit de deux façons chez les tabétiques : d'une part comme sédatif, en se déposant, comme une couche protectrice, sur la muqueuse stomacale irritée par l'hyperacidité ; d'autre part surtout, en arrêtant les fermentations dues à l'hyperacidité et aux troubles consécutifs de la digestion stomacale.

C'est pourquoi, conclut-il, il serait très intéressant d'essayer également, dans les crises gastriques des ataxiques, d'autres agents s'opposant à la fermentation.

Nous sommes donc autorisé à rapprocher, dans le même paragraphe, le fait déjà cité dans lequel Bouchard (*) a « vu des douleurs qui dans deux cas allaient jusqu'à produire une certaine impotence et qui dans un cas se compliquaient d'accidents cérébraux, céder très rapidement à l'antisepsie du tube digestif ».

Dans cet ordre d'idées, nous prescrivons souvent, dans les crises gastriques des tabétiques, soit l'eau chloroformée saturée dédoublée (par verre à liqueur), soit surtout le mélange à parties égales de chloroforme et de teinture d'iode (trois ou quatre gouttes 2 à 3 fois par jour).

Huchard et Bovet (172) varient le traitement des crises gastriques des tabétiques suivant leur chimisme stomacal. Aux hyperpeptiques : repos absolu, œufs, purées, croûte de pain ; eau pure ; pas de médication. Aux hypopeptiques : 1 à 2 gram. de bicarbonate de soude aux repas, un verre à Madère d'une solution d'acide chlorhydrique (à 2 pour 1000) ou d'acide lactique (à 10 pour 1000); purées, viandes bien cuites, bouillies ou hâchées, œufs, eau vineuse.

Bardet, Albert-Mathieu (220) et d'autres ont insisté aussi sur le traitement des crises paroxystiques d'hyperchlorhydrie que l'on peut rencontrer chez les tabétiques.

Du reste, il faut, pour traiter rationnellement les crises gastriques des tabétiques, avoir toujours présent à l'esprit ce fait, bien mis en lumière notamment par Babon (9), qu'il y a chez le tabétique des crises gastriques d'espèces diverses et, que l'on peut grouper sous les quatre chefs suivants : *a*. Crises symptomatiques d'une lésion du système nerveux; *b*. Crises névropathiques sans lésions connues ; *c*. Crises symptomatiques d'une affection stomacale; *d*. Crises de causes paraissant indépendantes du système nerveux et de l'estomac.

On comprend que le traitement variera dans chacun de ces cas. Il est impossible d'insister ici sur le détail.

34. On a encore employé une série d'autres calmants: l'*aconitine cristallisée* (un à deux quarts de milligr., en granules), l'*hyosciamine* (1/2 milligr.), le *bromure de strontium* (2 gram.), l'extrait gras de *Cannabis* (0,04 à 0,06 centigr. en pilules), le *chlorhydrate de cocaïne* (0,01 centigr. par cuillerée de solution : 1 à 5 par jour). l'*éther* (en perles), le *salicylate de soude* (2 à 4 gram. en potion) ou de *lithine* (1 à 2 gram. par jour)...,

On peut aussi associer divers médicaments entre eux. Ainsi le *chloralose* que Thomas (318) a employé peut s'associer au *sulfonal* (o,o5 centigr, du premier et o,5o centigr. du second dans un cachet : un à deux); la *quinine*, la *caféine* peuvent être associées à l'antipyrine ou à l'opium. Ainsi Erb (109) associe l'acétanilide et la phénacétine, la salipyrine et la lactophénine.

Dans ce même groupe des médicaments complexes rentre encore, outre la *salipyrine* (dont nous venons de parler), le *bromidia* (1 gram. de bromure, 1 gram. de chloral, o,o1 centigr. d'extrait de jusquiame et o,o1 centigr. d'extrait de chanvre indien par cuillerée)....

Magnan (*) préfère donner le bromure vers 7 heures du soir, au repas, et le chloral, 3 heures après ; ce mode d'administration successif des deux médicaments vaudrait mieux que leur administration simultanée à cause de la plus grande lenteur d'action du bromure..

Nous retrouverons dans d'autres paragraphes des médicaments que l'on emploie contre les douleurs fulgurantes mais qui sont mieux employés contre d'autres symptômes : tels les glycérophosphates employés par Robin (*), etc.

Mentionnons aussi, avant de terminer, l'essence de térébenthine, employée notamment par Vanlair (324) (6 gram. par jour) et par Ferrand (*), soit en capsules, soit en émulsion.

35. Nous avons ensuite une série de *moyens externes* à opposer aux symptômes douloureux du tabes.

Les divers révulsifs, dont nous avons déjà parlé, notamment les pointes de feu, soit le long de la colonne, soit le long des nerfs douloureux, peuvent calmer les douleurs. A l'action révulsive des vésicatoires (s'il n'y a rien au rein) on peut joindre des pansements quotidiens avec o,o1 ou o,o2 centigr. de chlorhydrate de morphine.

Dans le même groupe rentrent les applications de chloroforme le long de la colonne ; car elles agissent surtout par leur effet rubéfiant : on applique des tampons de coton et des compresses imbibés de chloroforme.

L'eau chaude, conseillée de divers côtés sous des formes variées, paraît agir d'une manière analogue.

Tripier (320) a conseillé l'emploi des bains de pied chauds à 45°-5o°, de 5 à 6 minutes de durée, pour calmer les douleurs fulgurantes des extrémités inférieures ; et des lavements avec 5oo à 1ooo gram.

d'eau à la même température pour calmer le ténesme rectal et vésical.

Bidon (*) fait emmaillotter les membres dans une longue bande de flanelle imbibée d'eau boriquée, maintenue très serrée toute la nuit et recouverte d'étoffe imperméable. Il a vu un tabétique calmer ses douleurs très vives en approchant la région douloureuse d'un grand feu, presque jusqu'à la brûler.

Bottey (42) emploie la douche chaude exclusive localisée, ou mieux la douche écossaise très chaude sans transition.

Bouchard (*) prescrit des applications générales de chaleur (bains à 40°) et des applications locales de froid.

Duval (98) préfère aussi appliquer sur les régions douloureuses des compresses froides, renouvelées à mesure qu'elles s'échauffent.

Ceci nous conduit aux divers modes de *réfrigération* qui ont été préconisés contre les symptômes douloureux du tabes : la glace, les pulvérisations de chlorure de méthyle et les pulvérisations d'éther.

On trouvera dans la thèse de Raison (255) des faits dans lesquels Joffroy s'est bien trouvé de ce dernier moyen : soit réfrigérations *loco dolenti* au moment même de la crise douloureuse et comme calmant immédiat ou rapide, soit réfrigérations répétées régulières sur la colonne et sur les points habituellement douloureux, comme traitement systématique et prolongé.

L'*électricité* peut aussi être dirigée contre les douleurs. (Erb 106) conseille contre les douleurs fulgurantes l'application prolongée d'un des deux pôles, une forte faradisation avec l'électrode humide ou la faradisation au pinceau et contre les crises gastriques la galvanisation avec une large électrode à l'épigastre et sur le ventre, dans la région des plexus cœliaque, mésentérique et aortique, ou la faradisation et le pinceau faradique.

Dans les 12 cas de douleurs fulgurantes relevés dans la thèse de Laborde (191) il y a eu amélioration ou guérison.

Dans le même but, Teissier (*) galvanise les membres inférieurs en plaçant les deux électrodes sur un plan horizontal au niveau des deux mollets (un sur chaque jambe), et il laisse passer le courant pendant 15 à 20 minutes chaque jour en ne dépassant pas 10 milliampères.

Dans ces moyens externes nous retrouverions, si nous n'en avions déjà suffisamment parlé, la suspension et l'élongation non sanglante.

36. Reste la question des *Eaux minérales*, toujours contre l'élément douleur.

Erb (109) met au premier rang, dans ce but, les eaux riches en acide carbonique, comme Nauheim et Rehme.

Personnellement, j'ai plus d'expérience des eaux chaudes ou tièdes, faiblement minéralisées, comme Ragatz, Plombières, Neris, Bagnères de Bigorre...

Dans ce groupe, je donne, à l'exemple de Charcot, une place à part à Lamalou. Tous les auteurs qui ont écrit sur cette station, Privat (253), Belugou (18 à 21 *bis*), Cros (68-69), Donnadieu-Lavit (91), Cot (66) reconnaissent spécialement à ces eaux une action heureuse contre les douleurs fulgurantes et les crises viscéralgiques.

37. Il n'est pas facile de résumer, en quelques propositions synthétiques et précises, l'ensemble du traitement de l'élément douleur dans le tabes.

On emploiera d'abord divers calmants ordinaires, soit seuls, les uns après les autres, soit en les associant, et en se rappelant que tel agent, inefficace dans un cas, pourra devenir utile dans un autre ou chez le même malade un autre jour : nous en avons donné une liste, déjà longue, quoique incomplète.

On n'arrivera aux injections de morphine que si on ne peut pas faire différemment et sans jamais livrer la seringue et la solution au malade.

On combinera, avec le calmant le moins inefficace, de la révulsion (pointes de feu ou électricité).

S'il s'agit plus spécialement de crises gastriques, on réglera très exactement le régime, en se basant sur le cas particulier et on donnera les gouttes de chloroforme iodé ou l'oxalate de cérium.

Enfin on enverra le malade tous les ans (pendant longtemps) à une station d'eau minérale riche en acide carbonique ou d'eau chaude oligométallique et tonique, comme Lamalou.

B. *Amyosthénie et Asthénie.*

Je groupe sous ce chef tous les moyens qui s'adressent à l'état des forces générales et à la faiblesse musculaire en particulier.

Je consacrerai un premier paragraphe spécial à la médication Sequardienne et à la transfusion nerveuse de C. Paul, un second aux médicaments toniques, généraux ou spéciaux, et un troisième aux agents externes (massage et hydrothérapie, électricité et eaux minérales).

38. On se rappelle le retentissement qu'eurent en 1889 les publications de Brown-Sequard (47-48) sur les effets hypersthénisants des injections de liquide testiculaire (suc extrait par macération de testicules d'animaux). Le tabes fut naturellement compris très rapidement parmi les maladies dans lesquelles l'élément amyosthénique et asthénique général justifiait l'essai de cette médication, puisque, d'après Brown-Sequard, on voit se produire, sous son influence, « une notable augmentation de la puissance d'action du système nerveux et surtout de la moelle épinière. »

En fait, les premiers résultats furent remarquables. « C'est ainsi, dit Rauzier (257), qu'un maître d'armes, ataxique depuis deux ans et inutilement traité au Val-de-Grâce, recouvre à tel point la précision de ses mouvements qu'il peut reprendre sa profession. Un malade de Branierl, qui ne marchait qu'avec une extrême difficulté, peut marcher droit et les yeux fermés après 13 injections ; le même auteur rapporte 2 autres succès. Depoux (83) obtient 4 guérisons, qui persistaient encore un an après la suppression du traitement. Dufournier (93), dans sa *Revue*, relève 56 cas de tabes, sur lesquels la médication séquardienne a donné 47 améliorations et 9 insuccès... Porte (251), en une thèse récente, élaborée dans le service de Teissier, à Lyon, cite quelques résultats favorables obtenus par ce dernier, par Grandclément, Pic, Clément et, d'autre part, un ensemble de faits négatifs observés par Bondet ».

Le 24 avril 1893, Brown-Sequard et d'Arsonval (49), relevant les cas connus, annonçaient 91 à 92 % de succès (amélioration notable ou guérison).

Vers la même époque ou peu après, Mossé (229), Routh (275), Mourot (232), publiaient encore des cas analogues, avec des résultats variables, et Grigorescu (149) étudiait spécialement l'influence de ces injections sur la vitesse des impressions sensitives dans la moelle des tabétiques.

Mais puis, le silence se fait assez rapidement, les auteurs étant en général moins tentés de publier des insuccès que des succès.

Dans notre enquête, trois médecins seulement parlent des injections de Brown-Sequard : Tripier (*) n'en a pas obtenu d'effet satisfaisant bien manifeste ; Bidon (*) a eu un seul succès ; encore s'agissait-il d'un hystérique chez lequel le traitement a été complexe, et André (*) n'a eu de résultats qu'avec les injections du suc testiculaire dans un cas de vrai tabes, sans syphilis antérieure, avec crises gastriques hyperchlorhydriques, douleurs fulgurantes et incoordination motrice.

Entre temps, C. Paul (245) préconisait la transfusion nerveuse, c'est-à-dire l'injection aux tabétiques comme aux neurasthéniques de la substance cérébrale ou médullaire d'animaux.

Sur 24 ataxiques, traités de cette manière chez C. Paul, 12 ont été très améliorés et 5 l'ont été légèrement (Dufournier, 93).

Hammond (160) et Collins (63) ont également enregistré des succès avec ce moyen.

Sans nier naturellement les bons effets de ces injections organiques (puisqu'ils ont été constatés par des observateurs très sérieux) je crois actuellement démontré que cette médication n'a rien de spécifique, ni même de spécial, contre le tabes.

Ce sont des agents d'hypersthénisation plus ou moins considérable et plus ou moins durable. Ce sont des toniques généraux ou locaux. Mais alors, ils n'ont pas de supériorité sur les médicaments du paragraphe suivant, qui sont mieux définis et par suite plus faciles à manier en clinique.

Je ne maintiens donc pas les injections de liquides organiques dans la thérapeutique utile du tabes et conseille de les remplacer par les toniques et stimulants dont nous allons parler.

39. Déjà, pendant la période de succès de la médication séquardienne, Halipré et Tariel (157) injectaient de la *glycérine* (4 centim. cubes d'une solution au quart, deux fois par semaine) et obtenaient autant de succès qu'avec le liquide testiculaire.

Il est vrai que Pilatte (249) n'était pas aussi heureux ; mais Mossé (229) substituait, sans dommage, les deux agents l'un à l'autre.

Aujourd'hui, on préfère généralement les injections de *serum artificiel*, dont Cheron et d'autres ont vulgarisé l'emploi dans la neurasthénie et les maladies asthéniques en général.

On n'a pas besoin ici des grandes quantités de liquide employées dans les cas d'hypotension considérable ou d'infection grave (147), on injectera tous les jours (avec la seringue de Roux, par exemple) 20 à 40 centim. cubes d'une solution à 7 % de sel marin dans de l'eau bouillie. On diluerait la même quantité de sel dans 200 ou même 500 centim. cubes d'eau, s'il y avait de la douleur locale au moment de l'injection.

Suivant l'exemple de Winslow (336), de Crocq et d'autres, on peut aussi injecter des phosphates. On mettra, par exemple, du phosphate de soude (2 gram.) avec le chlorure de sodium (6 gram.) dans les 200 ou 500 centim. cubes d'eau bouillie.

Ferrand (*) fait aussi des injections de phosphate de soude, en doublant et quadruplant le taux de la solution de Crocq ; Ballet (*) injecte le sérum suivant :

Phosphate de soude............ 3 gram.
Sulfate de soude.............. 2 —
Chlorure de sodium............ 1 —
Acide phénique neigeux......... 0,50 centigr.
Eau.......................... 100 centim. cubes.

40. Ceci nous conduit aux *glycérophosphates* qui ouvrent le groupe des *médicaments toniques*.

A Robin (*), qui a très bien étudié ces médicaments, injecte 1 à 3 gram. d'une solution aqueuse de glycérophosphate de soude au 1/4 (pendant 20 à 30 jours de suite) ou un sérum artificiel à base d'albumine du sang et de glycérophosphates.

En même temps, il donne à l'intérieur 2 cuillerées à soupe par jour de :

Glycérophosphate de chaux........... 3 gram.
— de soude...........⎫
— de potasse...........⎬ *ââ* 1 gram.
— de magnésie........⎭
Glycérophosphate de fer.............⎫
Teinture de noix vomique............⎬ *ââ* 0^{gr},50.
Maltine............................⎭
Pepsine............................ 3 gram.
Extrait de kola.................... 3 —
Sirop de cerise.................... 200 —

Le même auteur donne aussi, avec succès, le fluorure de calcium associé au magnésium métallique, suivant la formule suivante :

Magnésium métallique........... 0,10 centigr.
Magnésie calcinée.............. 0,10 —
Fluorure de calcium............ 0,02 —

pour un cachet. Deux par jour.

L'arsenic, le quinquina, la noix de kola... peuvent aussi être administrés, par exemple, suivant une des formules suivantes :

Extrait de quinquina........... 6 gram.
Glycérine neutre.............. 50 —
Arséniate de soude............ 0,10 centigr.
Sirop d'écorce d'oranges amères. q. s. pour 1/2 litre.

Deux verres à liqueur par jour, aux repas.

Arséniate de soude................. 0,20 centigr.

Teinture de kola................)
                                  } _ãã_ 1/2 litre.
Sirop simple...................)

Vanilline...................... 1 gram.

Une cuillerée ou un verre à liqueur à chaque repas.

Dans le même groupe on placera les injections hypodermiques de strychnine (0,001 à 0,006 milligr. tous les jours ou tous les deux jours) que Ballet (*), Bidon (*) et bien d'autres emploient fréquemment. De Cerenville (57) a montré que cet agent peut « rendre d'excellents services pour les troubles de la motilité et de la coordination » et surtout pour les troubles de la miction (spécialement l'incontinence).

Luys (*) emploie les injections de caféine.

41. Dans les *moyens externes*, nous retrouvons, parfois avec des modes d'application un peu différents, les agents que nous avons déjà étudiés, pour combattre les douleurs fulgurantes.

L'*hydrothérapie* froide est souvent mal supportée à cause de l'hyperesthésie cutanée générale et plus spécialement de l'hyperesthésie rachidienne, fréquente chez les tabétiques.

C'est en se basant sur ces cas que Magnan (*) déclare les douches froides plus nuisibles qu'utiles.

On emploiera alors l'eau chaude ou l'eau tiède, sauf à en abaisser ultérieurement et progressivement la température, quand l'état du malade le permettra.

Ballet (*) repousse toutes les douches à pression comme nuisibles. En tout cas, la pression variera aussi suivant la sensibilité du tabétique.

Avec ces réserves et les variations nécessaires dans le mode d'application, l'hydrothérapie reste un bon moyen de combattre l'amyosthénie et l'asthénie générale des tabétiques.

Le *massage* peut également rendre des services. Labloudavsky (342) a publié un succès intéressant, mais dans une ataxie de Friedreich.

L'*électricité* trouve ici une de ses indications majeures et classiques.

Dans la thèse de Laborde (191) il y a de beaux résultats sur la paralysie rectale (2 guérisons sur 3 cas) et sur la paralysie vésicale (6 guérisons et 1 amélioration sur 8 cas).

Duchenne préférait la faradisation. Ce procédé, employé ensuite par Lecoq, Rockwell, Rumpff, Niermeyer, est peu conseillé aujourd'hui. Bosc (*) l'emploie cependant encore et y voit un procédé de gymnastique musculaire.

La plupart des auteurs préfèrent le courant galvanique; tels Neftel (235), dont on consultera avec profit le travail important, Legros et Onimus, Erb (106), Lewandowsky (200), Pierson Sperling (248), Laborde (191), etc.

L'électricité statique pourra exercer une action hypersthénisante si au tabouret on joint des étincelles.

Les *eaux minérales* à conseiller contre l'élément asthénique ne sont pas les mêmes que l'on prescrit contre les douleurs fulgurantes.

Dans ce dernier cas, nous avons indiqué les eaux riches en acide carbonique et les eaux thermales indifférentes oligométalliques. Ici au contraire, il faut des eaux stimulantes comme les eaux chlorurées sodiques et les eaux sulfureuses.

Dans les eaux chlorurées sodiques, on peut citer Balaruc, Salies, Salins, Briscous... et, dans les eaux sulfureuses, Bagnères-de-Luchon, Uriage, Aix-en-Savoie, Aix-la-Chapelle...

Pour résumer ce paragraphe, la médication séquardienne et la transfusion nerveuse ne paraissent pas devoir être maintenues dans la thérapeutique courante du tabes.

Les toniques internes (glycérophosphates par la bouche ou en injections, sérum artificiel, arsenic, quinquina, kola) figureront utilement dans le traitement général du tabes, dans les périodes intercalaires aux périodes de traitement antisyphilitique.

Le massage, l'hydrothérapie, les eaux minérales (sulfureuses ou salées) seront indiqués si le tabes est exclusivement ou presque exclusivement moteur. Les troubles sensitifs (douleurs, hyperesthésies) contre-indiqueront plutôt ces moyens ainsi que les poussées aiguës ou subaiguës de processus actif.

L'électricité se prête mieux à des indications diverses, parfois même opposées, à cause des nombreux modes d'application que l'on peut varier en variant par là même les effets physiologiques et thérapeutiques.

C. *Ataxie.*

42. En 1890, Frenkel (127) a fait à Brême, sur la rééducation des muscles chez les tabétiques, une première communication, qui fut peu remarquée.

En 1892, Leyden (204) applique cette méthode dans son service et la préconise. Puis, en 1893, Hirschberg (168) publie un premier travail, après des essais faits chez Dujardin-Beaumetz. En 1894, Bechterew (17) et Ostankow (243) publient les résultats qu'ils ont obtenus à Saint-Pétersbourg. La même année, paraît la Revue de Glorieux (140). En 1895, Frenkel (129) donne un nouveau travail sur l'application de son traitement aux membres supérieurs, qu'il complète, l'année suivante, par une communication (131) à la Société de Médecine interne de Berlin.

Enfin, en 1896, paraissent les leçons de Raymond (261) et de Erb (109), les travaux de Dana (73) et Targowla (311), un nouvel article d'Hirschberg (169), les Revues de Rauzier (257), de Raichline (254 *bis*) et de Belugou (21) et un récent travail de Kalinine (186).

La méthode est facile à exposer dans ses lignes générales et dans son principe, mais difficile à détailler, parce qu'elle varie suivant chaque cas particulier.

On analyse soigneusement les troubles d'incoordination de chaque tabétique, puis on s'efforce de lui faire corriger cette incoordination par la concentration sur l'acte de sa volonté et de son attention. Le malade réapprend à faire lentement, aussi régulièrement que possible et d'une façon réfléchie, les mouvements qu'il ne sait plus faire ou qu'il fait mal. « On est obligé, dit Hirschberg (169), de lui enseigner comment il faut s'y prendre pour s'asseoir, pour se lever, pour se tourner... »

Pour cela, on décompose les mouvements et on fait exécuter d'abord des contractions musculaires simples, puis des mouvements coordonnés simples, enfin des mouvements coordonnés compliqués.

Ces exercices se font, le malade étant au lit ou le malade étant debout; dans ce dernier cas, il y a des exercices d'équilibre statique et des exercices de locomotion.

Les exercices ont lieu une ou deux fois par jour et doivent durer de demi-heure à une heure au plus.

43. Comment agit cette médication?

Tout le monde est d'accord pour admettre qu'elle s'adresse spécialement et exclusivement au symptôme ataxie. On voit aussi, assez facilement, qu'il s'agit d'une rééducation psychique des mouvements perdus ou altérés dans le tabes. Mais il est plus difficile de pénétrer et de préciser le mécanisme intime de cette rééducation.

Tout ce qu'on peut établir (et c'est cliniquement suffisant), c'est que par l'action cérébrale voulue, on crée ou on met en action un nouveau système de coordination spinale, chez le tabétique dont la coordination spinale normale est détruite ou altérée.

Quand l'enfant apprend à marcher ou à saisir un objet, c'est le cerveau qui commande et dirige soit par son psychisme supérieur (mouvements voulus), soit surtout par son psychisme inférieur (imitation).La moelle intervient, non seulement comme appareil de conduction, mais comme appareil de coordination, elle joue un rôle considérable dans l'exécution des ordres du cerveau.

Plus tard, cette innervation inférieure devient suffisante pour permettre à elle seule la marche et beaucoup de mouvements : on marche et on agit souvent par son appareil bulbo-médullaire, sans la participation du cerveau, qui ne reprend la direction que d'une façon accidentelle et intermittente.

Quand le tabes survient, sa lésion perturbe et peut détruire cette fonction médullaire de coordination du mouvement. Alors on ne marche plus avec sa moelle, ou on marche mal ; d'une manière générale, on se meut mal avec sa moelle. Le symptôme ataxie est constitué.

Mais les faits comme celui de Schultze (290), que nous avons déjà cité, prouvent que ce trouble symptomatique n'est pas définitif et incurable alors même que la lésion persiste. Des fibres médullaires, simplement engourdies ou inhibées, peuvent recouvrer leur activité ou d'autres fibres voisines, restées saines, peuvent suppléer les malades, et l'ataxie disparaît.

La méthode de Frenkel consiste à provoquer ce travail de résurrection ou de suppléance médullaire par la mise en œuvre de l'activité cérébrale volontaire du sujet.

Comme il avait fait au début de sa vie, et cette fois sous l'impulsion et la direction assidue du médecin, le tabétique réapprend à faire tous ses mouvements avec son cerveau, avec son psychisme supérieur. Comme au début de la vie, cette action cérébrale développe dans la moelle un nouveau système de fibres actives, un nouvel appareil de conduction et de coordination. On arrive ainsi à refaire, avec son cerveau, les mouvements perdus ; et même, quand le progrès est suffisant, le cerveau qui a tout fait et tout conduit jusque-là peut arriver à s'abstenir, au moins par moments ;

la suppléance médullaire s'est reconstituée ét le tabétique peut recommencer à marcher et à agir automatiquement, sans y penser chaque fois,

En somme, la méthode de Frenkel revient à une *rééducation de la moelle par le cerveau.*

Cette théorie, dont je ne me dissimule pas les lacunes et les obscurités, me paraît cependant mieux suffire aux besoins de la clinique que les autres.

Hirschberg (169), qui paraît adopter à peu près et développer les idées mêmes de Frenkel, admet aussi cette compensation établie par le cerveau. Mais il fait tout pivoter autour de la sensibilité musculo-articulaire. L'ataxie est la conséquence des altérations de cette sensibilité ; le tabétique, traité par Frenkel, remédie, par ses sens cérébraux supérieurs, à l'infirmité de cette sensibilité musculo-articulaire, et c'est ainsi qu'il apprend à corriger son ataxie. En somme, dit-il, « les exercices raisonnés et souvent répétés ont pour but de compenser par la vue et par une attention plus grande, les troubles de la sensibilité musculo-articulaire ».

Cette théorie, plus précise, me paraît par là même trop étroite. Si les troubles de la sensibilité musculo-articulaire jouent un grand rôle dans la production de l'ataxie, ce n'est pas, dans tous les cas, l'élément pathogénique unique, notamment quand il y a de l'ataxie les yeux ouverts.

De plus, s'il y avait seulement suppléance de cette sensibilité musculo-articulaire par la vue et l'attention, le tabétique, au maximum de l'amélioration par le Frenkel, ne pourrait jamais marcher qu'avec la vue et l'attention. Or, certains tabétiques sont arrivés, par cette méthode, à marcher, même automatiquement, c'est-à-dire sans l'intervention assidue du psychisme supérieur.

Enfin, avec sa théorie, Hirschberg a bien de la peine à expliquer les améliorations de la sensibilité musculo-articulaire, constatées par Frenkel et Ostankow ; cette sensibilité ne devrait pas être améliorée, si la méthode avait pour unique effet de la remplacer en développant d'autres sens.

Je crois qu'il faut toujours admettre une compensation établie dans la moelle, une suppléance dans la moelle, sous l'influence du cerveau. Pourquoi les exercices de Frenkel, les yeux fermés, s'il faut uniquement développer la suppléance de la sensibilité musculo-articulaire par la vue et l'attention psychique ?

Hirschberg admet que la marche est toujours soumise au con-

trôle de la conscience, puisque le cerveau est averti des causes de
modification et modifie convenablement la marche. Mais beaucoup
de réflexes peuvent, à un moment donné, être modifiés par le cerveau ; ce qui n'empêche pas qu'à d'autres moments ils se produisent automatiquement, sans intervention actuelle du psychisme
supérieur, volontaire et conscient.

Il y a donc un appareil de coordination bulbo-médullaire. C'est
cet appareil qui est lésé dans le tabes. C'est un appareil suppléant
de coordination bulbo-médullaire que le cerveau du tabétique développe dans la méthode de Frenkel , et cette suppléance, dans les cas
les plus heureux, porte sur les conducteurs centripètes comme sur
les conducteurs centrifuges, et améliore la sensibilité musculo-articulaire en même temps que l'ataxie.

En d'autres termes, nous n'admettons pas, avec Hirschberg, la
suppléance de la moelle par le cerveau, mais la rééducation de la
moelle par le cerveau, cette rééducation étant compatible avec la
persistance de la lésion tabétique, impliquant par suite une suppléance intra-médullaire par d'autres fibres restées saines.

Raymond (261) combat, lui aussi, cette théorie de la méthode
de Frenkel et ne veut pas mettre l'ataxie sous la dépendance des
troubles de sensibilité.

Il revient alors à une théorie qui lui est chère : avec Jendrassik
(182), il défend l'origine cérébrale de l'ataxie.

« La coordination, dit-il, est une fonction encéphalique... Si la
coordination est une fonction encéphalique, l'incoordination du
tabes est un trouble encéphalique... La coordination... résulte de
l'association de la conscience et de la volonté. L'incoordination du
tabes doit donc traduire un trouble de l'une de ces deux facultés, ou
des deux, ou de leur association »

De cette conception pathogénique de l'ataxie, résulte naturellement une théorie de la méthode de Frenkel ; l'incoordination est
un trouble encéphalique, c'est par l'encéphale qu'il faut le corriger ;
à symptôme cérébral, traitement cérébral.

J'avoue que j'aurais quelque peine à me ranger à cette manière
de voir, qui me paraît reposer sur une confusion entre l'automatisme cérébral (psychisme inférieur) et l'automatisme bulbo-médullaire.

Certainement la coordination est une fonction encéphalique, mais
pas exclusivement encéphalique. Au-dessous du centre psychique
supérieur (conscient et libre), il y a ce que j'ai appelé (147) le poly-

gone formé de la réunion des centres du psychisme inférieur ou de l'automatisme psychologique.

Ces centres polygonaux jouent un rôle dans la coordination des mouvements et par là cette coordination est une fonction encéphalique.

Mais tout n'est pas là. Quand le canard décapité continue à faire le tour de la basse-cour avant de tomber, il n'a même plus son automatisme cérébral, il n'a que son automatisme bulbo-médullaire.

Donc, si la coordination est une fonction encéphalique, c'est aussi une fonction bulbo-médullaire. L'incoordination peut donc être un trouble encéphalique ; mais elle peut aussi être un trouble bulbo-médullaire. Or, tout nous porte à croire que, dans le tabes (vu la topographie de ses lésions habituelles), c'est plutôt l'élément bulbo-médullaire que l'élément encéphalique qui intervient pour produire l'ataxie.

Donc, pour nous, la coordination étant une fonction à la fois encéphalique et bulbo-médullaire, l'ataxie du tabétique est une perte plutôt de la fonction bulbo-médullaire que de la fonction encéphalique. Et alors, par la méthode de Frenkel, nous tâchons, précisément, à l'aide de la fonction encéphalique conservée, de suppléer à la fonction bulbo-médullaire supprimée.

Par l'encéphale du tabétique, nous suppléons à son trouble médullaire ; et, comme nous arrivons même, dans les cas heureux, à le faire marcher avec sa seule moelle (en pensant à autre chose), nous avons bien obtenu la *rééducation de la moelle par le cerveau*. Nous avons obtenu par le cerveau, le développement d'une compensation médullaire.

Ce qui reste pour nous la formule la moins mauvaise pour résumer la théorie de la méthode de Frenkel.

44. Reste à préciser les indications et les contre-indications de cette méthode. Car si elle réussit dans certains cas, elle échoue aussi dans d'autres et pourrait même nuire parfois.

D'abord la méthode ne s'adresse qu'au symptôme ataxie. Voilà un premier fait acquis. On ne doit donc l'employer ni dans la période préataxique ni dans les formes purement sensitives.

En second lieu, il est bon de ne l'appliquer qu'en dehors des poussées aiguës ou subaiguës de la maladie.

« Dans le tabes à évolution aiguë trop rapide, dit Hirschberg (169), la rééducation des mouvements n'est d'aucune utilité.... Si au contraire nous nous trouvons en présence de ces cas si fréquents de tabes, qui ne se développent que très lentement, ou encore mieux si le processus morbide s'est arrêté temporairement ou définitivement, le résultat de ce traitement sera excellent ».

En troisième lieu, le cerveau, la vue et les mouvements volontaires étant les moyens d'action de la méthode, elle ne pourra pas réussir chez les tabétiques aveugles, chez ceux dont les fonctions intellectuelles n'ont pas une intégrité suffisante, chez les paralytiques et les amyotrophiques. Cependant Bidon (*) cite un succès de la méthode de Frenkel chez un tabétique aveugle.

Dans le même ordre de ces contre-indications, rentrent aussi les arthropathies, la fragilité des os et les cardiopathies qui rendent impossibles ou dangereux les exercices nécessaires à la méthode.

Raymond (261) ajoute à ces contre-indications l'arthritisme et l'obésité, les intoxications (morphine, cocaïne, alcool, etc.). Ces éléments ne deviennent, le plus souvent, des sources de contre-indications qu'indirectement, en développant quelqu'un des autres éléments indiqués plus haut (arthropathies, cardiopathies, troubles intellectuels, etc.).

Voici les conclusions d'un récent travail de Kalinine (186) fait à la clinique de Scherbacof, à Varsovie, et basé sur cinq observations nouvelles.

a. La méthode de Frenkel donne la possibilité de soulager le malade de l'inactivité à laquelle il est voué malgré son bon état général et d'améliorer sa marche ;

b. La sensation de position et de mouvement, de même que la sensibilité de la peau, n'est pas modifiée ; mais le signe de Romberg devient moins manifeste ;

c. La durée du traitement varie suivant le degré de l'ataxie et en aucun cas ne doit être inférieure à un mois ;

d. Une interruption de traitement par un intervalle de 2 à 3 semaines n'est pas nuisible ;

e. Comme toute autre méthode, celle-ci exige de la prudence dans son application ; car les exercices exagèrent quelquefois les douleurs fulgurantes dans les jambes.

D. *Symptômes névrosiques.*

45. Le temps n'est plus où l'on pourrait classer le tabes parmi les névroses, comme le faisait encore Trousseau. Mais je crois que les phénomènes névrosiques occupent dans la symptomatologie du

tabes une place beaucoup plus importante qu'on ne le croit et qu'on
ne le dit généralement.

Je ne parle pas, bien entendu, des cas dans lesquels le tabes est
simulé par l'hystérie. Ces malades, que l'Ecole de la Salpêtrière et
Souques en particulier ont très bien étudiés, ne nous appartiennent pas.

Je ne parle même pas des associations assez fréquentes du tabes et
de l'hystérie, dont mon ancien interne Vires (329) vient de résumer
l'histoire.

En dehors de l'hystérie simulatrice, en dehors de l'hystéro-tabes,
dans le tabes considéré comme pur, il y a encore des phénomènes
névrosiques très marqués, importants, pouvant faire indication.

Cette superposition de symptômes organiques et de symptômes
névrosiques est beaucoup plus fréquente qu'on ne croit dans toute
espèce de maladies : dans chaque chapitre de pathologie on pourrait
consacrer un paragraphe aux associations névroso-organiques.

Les causes sont multiples qui justifient plus spécialement cette
association dans le tabes.

La plupart des causes du tabes sont aussi des causes de névrose :
ainsi les infections, les diathèses et surtout la disposition névropathique, héréditaire ou acquise. De plus, comme toutes les maladies
longues et douloureuses, le tabes lui-même peut directement entraî-
ner l'altération dynamique des parties du système nerveux épargnées
par la lésion organique.

Quoi qu'il en soit du reste, le fait est constant, cliniquement démontré et admis par la plupart des auteurs.

« L'évolution de beaucoup des symptômes du tabes dorsalis, dit
Raymond (261), est dominée par l'élément psychique. J'entends par
là que ces symptômes tiennent en grande partie à une perversion
de la conscience et de l'imagination. Ainsi on peut s'expliquer que
des symptômes comme l'anesthésie, l'hyperesthésie, les phénomènes
de paresthésie, les paralysies des muscles de l'œil, l'incoordination
motrice s'établissent et se dissipent du jour au lendemain, revien-
nent, se déplacent, s'aggravent et s'améliorent, pour de nouveau
disparaître, tandis que le processus spinal, qu'on a la prétention de
rendre responsable de toutes les manifestations du tabes, suit une
marche résolument progressive et gagne sans cesse en étendue ».

De même, Hirschberg (169) insiste sur « ce fait, que tous les
symptômes cliniques que présente un tabétique ne doivent pas être
mis uniquement sur le compte du tabes dorsalis, que notamment le
symptôme ataxie est souvent aggravé par un état mental, neuras-

thénique, qui se traduit cliniquement par des appréhensions, une peur exagérée de tomber. Naturellement cette peur fait paraître l'incoordination motrice plus grave qu'elle ne devrait être de la part des lésions organiques... ».

Privat (253) cite un cas bien curieux et bien démonstratif à ce point de vue : c'est celui d'un ataxique (obs. xxxiii) qui ne pouvait marcher sans une canne et un bras dans l'obscurité et qui marchait sans canne pendant ses crises de somnambulisme spontané.

De même, dans la crise gastrique (Babon, 9) et dans les diverses formes de douleurs chez les tabétiques, l'élément névrosique joue un grand rôle.

Donc, et sans qu'il soit utile d'insister davantage, les phénomènes névrosiques jouent dans l'histoire du tabes un rôle considérable et sont, dans un certain nombre de cas, le point de départ d'indications capitales.

46. Le premier et le principal moyen pour remplir cette indication est certainement la *suggestion*.

La suggestion joue déjà un rôle incontestable dans l'action de certains moyens thérapeutiques employés dans un tout autre but, comme les injections de Brown Sequard, la suspension ou même la méthode de Frenkel.

Ainsi Mossé (229) raconte l'histoire d'un tabétique chez lequel les injections de suc testiculaire n'avaient rien fait et qui plus tard se trouva très amélioré par des injections testiculaires simulées (avec de la glycérine), alors que l'exemple d'un succès voisin l'avait impressionné favorablement et mis en bonne posture de suggestibilité.

Tripier (*) a vu aussi un cas dans lequel les injections d'eau stérilisée produisirent d'excellents effets, la malade croyant que c'était dû Sequard ; l'amélioration n'augmenta pas quand on substitua à l'eau le vrai liquide testiculaire.\

Pour la suspension, Bernheim (31) et Haushalter (163) ont montré que la suggestion joue un rôle réel chez certains tabétiques. Ainsi la pendaison horizontale, qui supprime toute élongation de la moelle et tous troubles vasculaires intra-rachidiens, a amélioré certains ataxiques.

On me racontait récemment qu'à un moment donné, dans le même Hôtel-Dieu de Lyon, la suspension améliorait tous les tabétiques dans le service de Bondet, où on avait vu le beau cas résumé plus haut, tandis que seules les injections Sequardiennes faisaient mer-

veille dans un service voisin où cette médication avait produit un
très beau succès au début.

Dans la méthode de Frenkel aussi, on peut attribuer à la suggestion certains succès très rapides constatés dès les premières séances.
Comme le dit Hirschberg (169), « en relevant le courage du malade,
en lui faisant espérer l'amélioration du symptôme le plus gênant de
sa maladie, on triomphe rapidement des troubles neurasthéniques
qui compliquent et aggravent le symptôme ataxie ». Voilà des effets
de la suggestion.

Dans l'action des eaux minérales, action alors rapide et surpre-
nante, on doit bien aussi faire jouer un rôle à la suggestion que
créent le milieu, les conversations et l'entraînement mutuel.

Il serait erroné de tout attribuer à la suggestion dans les procédés
thérapeutiques que nous venons d'énumérer. Ils gardent leur place
distincte et nous les avons étudiés à part. Il y a notamment un élément de différenciation qui est assez net : les effets de la suggestion
sont rapides et atteignent bientôt leur maximum, ceux que les autres
procédés thérapeutiques entraînent par eux-mêmes sont en général
lents à se développer et progressifs.

Il n'en reste pas moins établi que la suggestion peut être employée
directement dans le tabes, pour simplifier la situation et débarrasser
le tableau clinique de tous les symptômes névrosiques surajoutés,
qui parfois ne sont pas moins désagréables.

Divers auteurs ont publié des documents importants sur ce
chapitre.

En tête, il faut citer Bernheim (31). « Nous avons fait marcher à
peu près convenablement, dit-il (pag. 232), des ataxiques qui ne
pouvaient plus se tenir debout. Nous avons enlevé des douleurs
fulgurantes, du ténesme vésical et rectal tabétique ». L'observation LXXXVI (pag. 438) est bien remarquable à ce point de vue.

Au Congrès des neurologistes de Bordeaux, Berillon (28) a également cité des faits intéressants et montré le double effet de l'hypnotisme qui permet, dans le tabes, 1o d'obtenir la rééducation fonc-
tionnelle des centres nerveux et des muscles, 2o d'éliminer, du cadre
symptomatique de la lésion organique, certains syndromes simula-
teurs ou superposés ».

« C'est également dans le domaine de la médication suggestive,
dit Rauzier (257), qu'il faut faire entrer les divers procédés (miroirs,
transfert, couronnes aimantées) proposés par Luys (209) pour combattre certaines manifestations de l'ataxie ».

Nous y joindrons les publications d'Arthur (6) et de Brower (45).

Enfin, tout cela justifie le traitement moral que la plupart des médecins emploient avec raison chez les tabétiques et que vise Ballet (*) quand il dit : « Je tiens le traitement suggestif pour le plus important si l'on entend par là les encouragements, les bons conseils, les pieux mensonges qui relèvent le moral du malade au moins temporairement. Quand on traite un ataxique, on doit oublier qu'on est anatomo-pathologiste, pour devenir quelque peu psychologue ».

47. Si la suggestion est un puissant moyen de modifier dans certains cas les symptômes névrosiques du tabes, ce n'est heureusement pas le seul.

Parmi les autres procédés, moins rapides mais plus accessibles à la majorité des malades, je citerai l'électricité, l'hydrothérapie et les eaux minérales, qui sont du reste les grands agents de la thérapeutique générale des névroses.

Tous les genres d'*électricité* peuvent être employés à ce point de vue.

Cependant c'est l'électricité statique qui paraît le mieux s'adresser à l'état névrosique général. Au contraire, les manifestations nerveuses locales sont plutôt justiciables de l'électricité galvanique s'il s'agit de troubles moteurs ou trophiques et de l'électricité faradique s'il s'agit d'anesthésies.

L'*hydrothérapie* est en général le traitement de choix dans la plupart des névroses. Mais quand les phénomènes névrosiques sont associés au tabes, il faut agir prudemment et faire des distinctions.

L'hydrothérapie froide à percussion (douche) est rarement bien supportée et souvent nuisible. Il ne faut l'essayer qu'avec des indications très nettes, chez des sujets déjà habitués à cette médication ou avec des ménagements extrêmes et une surveillance assidue.

Il y a même des tabétiques qui ne supportent que l'hydrothérapie tiède ou chaude.

Une pratique, facile à tolérer, qui réussit chez beaucoup de tabétiques névrosiques, est la suivante : le matin, lotion froide à l'éponge sur tout le corps suivie d'une friction et d'une promenade (ou d'un séjour au lit si le malade a trop de peine à marcher) ; et le soir, lotion tiède, suivie d'une friction plus sommaire et de la mise au lit immédiate. Si le sujet est trop impotent, l'emmaillottement pourra être mieux supporté que la lotion.

Parmi les *eaux minérales* employées dans le tabes, celles qui s'adressent le mieux à l'élément névrosique sont les oligométalliques tièdes comme Lamalou, Neris, Bagnères-de-Bigorre, Ragatz...

E. *Autres symptômes.*

Nous envisagerons successivement dans quatre paragraphes dis-
tincts : les troubles vésico-rectaux, les troubles oculaires, les troubles trophiques et sécrétoires et enfin les troubles bulbaires.

48. Contre les *troubles vésico-rectaux*, souvent si gênants pour
le tabétique, nous trouvons d'abord la strychnine, qui a été très
employée et très discutée.

De Cerenville (57) en a obtenu de très bons résultats : disparition
de l'incontinence chez deux malades, diminution chez un troisième;
pas d'action chez deux autres dont le traitement avait été trop
court. — Lyon (212) la déclare, au contraire, « non seulement inefficace, mais encore dangereuse ». Ballet (*) l'emploie quelquefois,
en surveillant.

La variabilité des résultats obtenus s'explique facilement par la
variabilité de la pathogénie. Chaque symptôme urinaire (incontinence ou rétention) peut être, suivant les cas, produit par une
paralysie ou une contracture. On comprend donc que le même
agent puisse, suivant les cas, réussir ici et échouer là, contre le
même symptôme.

Divers auteurs emploient la belladone, comme dans l'incontinence nocturne des enfants, soit en pilules de 0,01 ou 0,02 centigr.
(Rauzier 257), soit en suppositoires (Ballet *).

Ce dernier auteur emploie aussi l'ergot de seigle, comme Bidon (*)
emploie l'ergotine.

Contre le ténesme rectal et vésical, Tripier (*) donne des lavements de 500 à 1,000 gram. d'eau très chaude.

Enfin Privat (253) a nettement constaté l'efficacité des eaux de
Lamalou contre ces symptômes, efficacité qui a été vérifiée depuis
par tous les médecins qui ont écrit sur ces eaux : « les effets les
plus sensibles, dit-il, et qui ne sont ni moins constants, ni moins
avantageux, se produisent du côté des sphincters, de l'anus et de la
vessie, avec retour assez fréquent de la force virile. Aussi, peut-on
dire qu'un des effets les plus constants de l'action de nos eaux chez
l'ataxique, consiste dans les modifications avantageuses survenant
généralement du côté des fonctions de l'anus et de la vessie ».

49. La multiplicité des moyens essayés contre les *troubles oculaires* n'est malheureusement pas une preuve de leur efficacité.

Kummell (190), Lagrange (Cit. Rauzier, 257), ont étudié l'élongation du nerf optique que de Wecker avait pratiquée en 1872 : les conclusions définitives ne sont pas encourageantes.

Bechterew (15) a spécialement étudié l'action de la suspension sur les troubles oculaires du tabes. Malgré le fait remarquable de Bondet (*), que nous avons résumé plus haut, ce n'est pas sur l'œil que l'on constate habituellement les plus heureux effets de la sus-pension.

Galezowski et Despagnet (86) font des injections quotidiennes dans la région dorsale avec

> Cyanure d'or et de potassium...   0,20 centigr.
> Eau bouillie................   10 gram.

V gouttes d'abord ; en augmentant d'une goutte tous les jours jusqu'à XV. Puis, on redescend à X, on remonte à XV, etc.

D'autres auteurs (Cit. Rauzier, 257) préfèrent le cyanure d'argent ou de platine.

La strychnine, le traitement électrique (Capriati, 53), ont été également préconisés.

50. Dans les *troubles trophiques*, on connaît les divers traitements dirigés contre l'amyotrophie : courants continus, courants faradiques locaux, bains salés, massage...

Sur les arthropathies, surtout avec épanchement, Teissier (*) fait des applications de pommade au dermatol (gallate de bismuth) ; la ponction de l'articulation montre que le bismuth est absorbé.

Les troubles trophiques ont aussi parfois motivé des interventions chirurgicales. Ainsi Tuffier et Chipault (323) ont fait deux amputa-tions de jambe, l'une contre un mal perforant accompagné de lésions articulaires profondes, primitives et sous-jacentes ; l'autre contre un pied tabétique accompagné de déformations irréductibles (cit. Rau-zier, 257). Wolff (340) a fait avec grand succès la résection du genou dans un cas d'arthropathie tabétique et préconise le traitement chi-rurgical dans les arthropathies de cause myélitique.

Pour les *troubles circulatoires*, je citerai la belladone qui augmen-tait, aux moindres doses, le ptyalisme chez un malade de Tripier (') et réussit très bien (sous forme de 0,003 milligr. de sulfate neutre d'atropine par jour) contre une diarrhée (crise entérorrhéique) chez un tabétique de Roger (267 *bis*).

Putnam (254) cite deux observations analogues de diarrhée, dans lesquelles Pierret employa avec succès des pointes de feu le long du rachis.

51. Enfin, nous signalerons l'action frénatrice sur les *crises bul-baires* tabétiques de la compression du cou (pneumogastrique) signalée par Mossé (228) et le succès de Courmont (67) par la suspension contre les crises de spasme pharyngé de certains tabétiques.

VI.

Conclusions.

« On peut, dit Ballet (*), écrire des volumes sur le traitement de l'ataxie, qui, à tout prendre, tiendrait en une demi-page ».

C'est cette demi-page qu'il me reste à écrire pour synthétiser les Conclusions de ce Rapport.

I. Comme il n'y a pas de traitement *spécifique* du tabes, les indications thérapeutiques ne peuvent être déduites que de la connaissance de la *nature nosologique* de cette maladie.

Le tabes est un *syndrome anatomo-clinique*, bien défini d'un côté par ses symptômes et son évolution (histoire clinique), de l'autre par ses lésions (histoire anatomique).

Ce syndrome anatomo-clinique fait partie d'une maladie plus générale : la *sclérose multiple disséminée*.

Car, 1° dans le tabes pris en lui-même il y a souvent des lésions scléreuses éparses, discontinues, disséminées ; 2° avec le tabes coexistent souvent, chez le même sujet, d'autres syndromes anatomo-cliniques nerveux, qui correspondent à d'autres foyers disséminés de sclérose du système nerveux ; 3° au tabes on trouve également fréquemment associées, chez le même sujet, diverses scléroses d'organes autres que le système nerveux.

Comme l'*étiologie* de la sclérose multiple disséminée, l'étiologie du tabes est essentiellement *complexe*.

La syphilis est la cause la plus fréquente ; mais elle n'est pas le seul élément étiologique, même dans les cas où on la rencontre. L'arthritisme, diverses intoxications, la disposition névropathique héréditaire ou acquise, le surmenage médullaire et d'autres causes jouent aussi un rôle. Il y a des éléments étiologiques multiples qui collaborent pour produire soit la maladie elle-même, soit sa localisation sur la moelle sensitive.

Cette notion importante de la complexité étiologique est la seule qui me paraisse expliquer la parasyphilis : la syphilis n'y est qu'un complice ou un co-accusé.

II. Cela posé, le *tabes est curable*.

Les faits prouvent notamment qu'il peut être *cliniquement* guéri alors même que la lésion persiste.

D'autre part, le tabes peut aussi, à défaut de guérison, présenter des *rémissions* et des *rétrocessions partielles*, assez longues et assez durables pour être désirées par le malade.

Enfin, dans des cas moins favorables, on peut encore obtenir des *temps d'arrêt*.

L'ataxie locomotrice n'est donc pas implacablement progressive.

Donc, malgré l'anatomie pathologique et ses conclusions décourageantes sur la sclérose définitive de la moelle, il y a lieu d'étudier le traitement du tabes et de discuter ses ressources.

III. On peut classer sous trois chefs les *actions thérapeutiques* à rechercher dans le tabes. On peut chercher : 1° à guérir, améliorer ou enrayer l'état anatomique de la moelle ; 2° à rétablir les fonctions troublées de la moelle malade ; 3° à soulager les symptômes pénibles ou gênants.

Et les *moyens* proposés pour remplir ces indications se classeront en trois groupes : 1° Moyens s'adressant aux éléments étiologiques (*agents modificateurs des causes du tabes*) ; 2° Moyens s'adressant aux éléments anatomiques (*agents modificateurs des lésions du tabes*) ; 3° Moyens s'adressant aux éléments symptomatiques (*agents modificateurs des symptômes du tabes*).

IV. Dans les *médications étiologiques* du tabes, il faut discuter le traitement antisyphilitique, le traitement antiarthritique et divers autres traitements étiologiques.

1° Le traitement *antisyphilitique* n'est pas nuisible dans le tabes. Souvent il fait du bien (rémissions, rétrocession partielle); exceptionnellement, il guérit.

On doit l'instituer toutes les fois que la syphilis antérieure est certaine, probable ou seulement possible chez le tabétique. D'où la règle qu'on doit toujours instituer le traitement spécifique chez un tabétique dont on pose le diagnostic pour la première fois.

Ce premier traitement sera mixte et durera trois mois.

Les reprises ultérieures du traitement seront réglées suivant la tolérance et les effets.

L'emploi des eaux chlorurées et sulfureuses se rattache à cette indication.

GRASSET.   5

2° Le traitement *antiarthritique* comprendra les alcalins, les iodures (à faible dose), l'arsenic... un régime et une hygiène particuliers, certaines eaux minérales.

3° Les indications tirées des autres éléments étiologiques se déduisent de ces éléments mêmes et se synthétisent dans le traitement étiologique de l'état névropathique en général.

V. Les agents thérapeutiques qui s'adressent aux *lésions* du tabes tirent leur indication de la *nature scléreuse* de ces lésions ou de leur *localisation médullaire*.

1° Contre la *sclérose*, on emploie surtout les préparations iodées (iodures, teinture d'iode), les sels d'argent s'il y a intolérance des iodiques; le seigle ergoté (en surveillant et par séries courtes) dans les poussées aiguës ou subaiguës; le régime antiscléreux (qui est très important).

2° Plus spécialement à la *moelle* s'adressent les moyens de révulsion locale (dans les poussées aiguës ou subaiguës, en dehors des périodes de rémission), certains procédés électrothérapiques, l'élongation des nerfs (à peu près abandonnée aujourd'hui) et divers procédés d'élongation de la moelle.

Parmi ces derniers, la suspension doit être retenue comme un moyen utile, dans les phases essentiellement chroniques, à la condition formelle d'être continué très longtemps : il paraît s'adresser à la sclérose réalisée, au reliquat des poussées antérieures, à l'infirmité ou à la cicatrice plutôt qu'à la maladie dans son processus actif et progressif.

VI. Le traitement *symptomatique* peut se grouper sous cinq chefs principaux.

1° Les *douleurs fulgurantes* et les *crises viscéralgiques* sont justiciables de tous les sédatifs : opium (éviter le plus possible les injections de morphine), antipyrine, etc.

Contre les crises d'estomac, on a employé l'oxalate de cerium. L'étude du chimisme stomacal dans chaque cas fournira des indications complémentaires utiles.

Au même groupe appartient une série de moyens externes : révulsifs, chloroforme, eau chaude, électricité, eaux minérales sédatives.

2° A l'*amyosthénie* et à l'*asthénie* on a opposé la médication sequardienne et la transfusion nerveuse, qui peuvent être remplacées aujourd'hui par les injections de sérum artificiel et de glycérophosphates.

Au même groupe appartiennent les toniques internes (généraux et spéciaux) et aussi le massage et l'hydrothérapie, l'électricité et certaines eaux minérales.

3° Contre l'*ataxie*, la rééducation des muscles suivant la méthode de Frenkel est un récent et utile moyen : c'est la rééducation de la moelle par le cerveau ou le développement, par l'action cérébrale, d'une compensation médullaire, compatible avec la persistance de la lésion (comme dans le cas de Schultze).

Ce moyen doit être employé en dehors des poussées aiguës ou subaiguës, quand la vue, les fonctions intellectuelles et la force musculaire sont suffisamment conservées.

4° Sans parler de l'hystérie simulant le tabes et de l'association hystéro-tabétique, on peut dire que les phénomènes *névrosiques* occupent dans la symptomatologie du tabes une place beaucoup plus importante qu'on ne le croit et qu'on ne le dit généralement.

Le premier et le principal moyen pour combattre ces symptômes est la suggestion.

Au même groupe appartiennent : certaines applications électriques, l'hydrothérapie et certaines eaux minérales.

5° Enfin les troubles vésico-rectaux, les troubles oculaires, les troubles trophiques, les troubles circulatoires, les crises bulbaires sont le point de départ d'indications spéciales dans certains cas.

BIBLIOGRAPHIE [1]

1. ABADIE et DESNOS. Rem. sur la susp. *Progr. med.*, 1889 (Cit. *Raoult*, 256), ADAM (HAUSHALTER et). Voir : HAUSHALTER (163).

2. ADAMKIEWICZ, Ueber syphilit. heilbare « Rückenmarksschwindsucht ». *Wien. med. Pr.*, 1895, nᵒˢ 4 et 5 (R. N., III, 351) et 1896, nov. et déc. (I. B.).

3. ALTHAUS. Les dangers de l'élongat des nerfs. *Brit. med. Journ.*, 1882, II (R. S. M., XIX, 650).

4. — Susp. f. locom. at. *Lancet*, 22 juin 1889 (R. S. M., XXXIV, 512) et *Brit. med. Journ.*, 19 oct. 1889, 872 (N. C., VIII, 661).

5. ALTICHIERI. La susp. comme moyen thérap. *Arch. ital. de Clin. med.*, juin 1890 (R. S. M., XXXVII, 109).

APPIA. Voir : REVILLIOD (266).

ARSONVAL (BROWN-SEQUARD et d'). Voir : BROWN-SEQUARD (49).

ARPAD BOKAI. Voir : BOKAI (37).

6. ARTHUR. Case of locom. at. treat. by hypnot. sugg. *Brit. med. Journ.* London, 1891, 283 (I. B.).

7. ARVID KELLGREN. Techn. du Trait. manuel Sued., trad. Garnault, 1895.

8. BABES. *D. med. Wochenschr.*, 1892, 683, nᵒ 30.

9. BABON. L'état gastr. des atax. (ét. clin. et chimisme stom.). *Th. de Paris* (prés. : Hayem), 1896, nᵒ 264.

9 bis. BAILEY. The aff. of early opt. atr. upon the course, of locom. at. *Med. Rec. New-York*, 1896, 710 (I. B.).

10. BALABAN. Trait. de l'at. locom. par la suspens. *Th. de Paris.*, 1889.

11. BALLET et LANDOUZY. Du rôle de l'héréd. nerv. dans la gen. de l'at. locom. progr. *Soc. med. psychol.*, 12 nov. 1883. *Arch. de Neurol.*, 1884, VII, 259.

BARDELEBEN. Voir : BERNHARDT (29).

12. BARRAQUER. Terap. de la tab. dors. atax. *Rev. d. med. y cir. pr.* Madrid, 1896, XXXVIII, 521 et XXXIX, 49 (I. B.).

13. BASTIAN. Clin. lect. on a case of locom. at. treat. by nerv. stretch. *Brit. med. Journ.*, 1881 (R. S. M., XIX, 640).

[1] Dans toute la Bibliographie, le nombre en chiffres romains indique le tome, le nombre en chiffres arabes la page. S'il y a deux nombres en chiffres arabes, le premier exprime l'année de publication. S'il s'agit d'un numéro, le nombre est précédé de nᵒ.

Les indications entre parenthèses ont trait à des Recueils dans lesquels on trouve l'analyse du travail en question ou d'après lesquels la citation est faite.

Abréviations employées : R. S. M. = Revue des Sciences médicales ; R. N. = Revue Neurologique ; N. C. = Neurologisches Centralblatt ; I. B. = Institut Bibliographique de Baudouin.

14. BAUDIN. *Acad. de Méd.*, 6 août 1890.

15. BECHTEREW (Von). Ueber d. Einfl. d. Suspens. auf d. Sehstor. b. Affect. d. Rückenm. *Neurol. Centralbl.*, 1893, XII, 210.

16. — Die Bedeut. d. Suspens. bei ein. Rückenmarksaff. *Ibid.*, 1893, XII, 602.

17. — Die Bedeut. d. Frenkel'sch.Meth. bei d. Behandl. von Tab. dors. *Ibid.*, 1894, XIII, 643.

18. BELUGOU. Note sur le trait. de l'at. locom. par les eaux de la Malou, 1879.

19. — Rech sur les causes de l'at. locom. prog. *Progr. méd.*, 1885, 149 et 171

20. — Des modific. app. aux princ. sympt. de l'at. locom. par la cure de la Malou (pér. init.). *Ann. de la Soc. d'hydrol.*, 1886, XXXI.

21. — Un chap. de thérap. du tabes : Trait. mécan. de l'at. *Arch. gén. de méd.*, février 1893, 149.

21 *bis*. — Tabes et eaux minér. Et. comp. de thérap. therm. *Arch. gén. d'hydrol., de climatol. et de balneoth.*, février 1897.

22. BENEDIKT. Sur l'élong. des nerfs. *Wien. med. Pr.*, 1881 (R. S. M., XIX, 652).

23. — Zur Frage d. suspensionsther. *Wien. med. Voch.*, 1889 (R. S. M., XXXV, 505).

24. — Die « Meth. Bonuzzi » d. Behandl. d. Tabes. *Wien. med. Bl.*, 1891, XIV, 801 (I. B.).

25. — Ueb. eine neue Ther. d. Tab. dors. *Mitth. d. Wien. med. Doct. Coll.*, 1892, XVIII (I. B.).

26. — Deux cas de tabes traités par l'extens. sangl. *66° Versamml. d. Naturf. u. Aerzte in Wien.*, sept. 1894 (N. C., 1894, XIII, 743).

27. BERGER (O). Sur l'élong. des nerfs dans le tab. dors. *Bresl. aerztl. Zeitsch.*, 1881 (R. S. M., XIX, 653).

28. BERILLON. De la sugg. hypnot. dans le trait. de l'at. locom. *Congr. des alien. et neurol. à Bordeaux*, 5 août 1895 (R. N., 1895, 514).

29. BERNHARDT, WEGENER, GOLTDAMMER, ISRAEL, LITTEN, LEYDEN, LANGENBUCH, WESTPHAL, BARDELEBEN, KÜSTER, HAHN, SENATOR, REMAK. Disc. sur l'élong. des nerfs dans le tab. dors. à la *Soc. de med. de Berlin*, 31 oct. 1881, 11 janvier et 1er février 1882 (R. S. M., XIX, 653 et N. C. I., 69). — Voir : MOELI (224).

30. BERNHARDT. Ueb. d. Behandl. d. Tab. mitt. Susp. *Berl. klin. Woch.*, 1889, 539 (R. S. M., XXXIV, 511).

31. BERNHEIM. Hypnotisme, Suggestion, Psychothérapie, Etudes nouvelles, Paris, 1891.

32. BERWALD. Ein Fall von At. nach Dipht. *Berl. klin. Woch.*, 1884, (R. S. M., XXVI, 74).

32 *bis* BETTMANN. Frenkel's treatm. of at. by means of exerc. *J. am. m. ass. Chicago*, 1897, XXXVIII, 5.

33. BEUTNER. Ueb. mechan. Behandlungs Meth. u. ihre Erf. b. Tab. dors. Strasb. Gœller., 1890, 44 p. In-8° (I. B.)

BIENZ (SURY). Voir : SURY BIENZ (309).

BISIEN (RUSSEL). Voir RUSSEL BISIEN (280).

34. BLOCQ. Des contre-indic. du trait. par la susp. *Bull. med.*, 1889, 7 7 (R. S. M., XXXIV, 512).

35. BLONDEL. *Soc. de thérap.*, 15 mars 1895.

35 *bis*. Blondel. Trait. de l'at. loc. par l'incurvat. forcée et maint. de la col. vertébr. *Acad. de médec.*, 4 mai 1897.

Blumenan. Voir Ostankow (244).

36. Bogroff. Considér. sur le trait. des mal. du syst. nerv. par la méth. du doct. Motschoutkowsky. *Nouv. Iconogr. de la Salpétr.*, 1891, 464 et 189?, 18.

36 *bis*. Boissier. Not. sur les eaux minér. de Lamalou-le-Haut, 1896.

37. Bokai. Tab. dors.; symptom. Heil. nach inner. Verabreich. von Nitr. arg. *D. med. Ztg.*, 1884, n° 4 (N. C., III, 114 et R. S. M., XXVI, 74).

38. Bonjour. Résult. obt. avec la susp. à la Clin. méd. de Zurich *Rev. méd. de la Suisse rom.*, 1892, VII, 354 (R. S. M., XLI, 123).

39. Bonuzzi. Comm. agit la susp. chez les at. et nouv. méth. curat. au moyen de la flex. antér. forcée du corps. *Arch. ital. de Biol.*, 1889, 11 déc. (R. S. M., XXXVII, 109).

40. Borderemy. Des rémiss. dans l'at. locom. *Th. Paris*, 1884, n° 225.

41. Borsari Carlo. Un case d. at. locom. cur. con la susp. e seguito da morte. *Rif. med.*, 1889 et *Berl. klin. Woch.*, 1890, 140.

42. Bottey. Traité d'électr. médic. 1895.

42 *bis*. Boudin. La pend. dans l'at. et quelques aut. aff. nerv. Modif. à la méth. et à l'app. de susp. *Acad. de med.*, 5 août 1890.

43. Bouveret. Syph., at., card., *Soc. med. chir. des hôp. de Lyon*, 1885.

44. Bouyon. Tabes et susp. *Th. de Bordeaux*, 1888-89, n° 44.

Bovet (Huchard et). Voir : Huchard (172).

45. Brower. Sugg. on the pathol. and treatm. of locom. at. *N. Orl. m. and s. Journ.*, 1890-91, XVIII, 741 (I. B. et N. C., IX, 504).

46. — Locom. at. *X internat. Congr. in Berlin*, août 1890 (N. C., IX, 504).

47. Brown-Sequard. *C. R. de la Soc. de Biol.*, 1889 à 1893.

48. — Rem. sur le trait. de l'at. locom. par le liq. testicul. à propos du cas de M. Depoux. *C. R. de la Soc. de Biol.*, 1892, IV.

49. — et d'Arsonval. Effets physiol. et thérap. d'un liq. extrait de la glande testicul. mâle. C. R., 1893. CXVI, 856.

50. Bruns. Zur Suspensionsbeh. Tabeskr. *Berl. klin. Woch.*, 1889, 628 (R. S. M., XXXIV, 511).

51. Buchanan. Elongat. des nerfs dans l'at. locom. *Glasgow. med. Journ.* août 1882 (Cit. *Eloy*, 102).

52. Cagney. The mechan. of susp. in locom. at. *Brit. med. Journ.*, 1890, 131 (R. S. M., XXXVI, 511) et *Med. Chir. transact.* (R. S. M., XXXIX, 98).

53. Capriati. Il trattam. elettr. nel atr. tabet. del nervo ott. *Rif. med.*, 1893 (R. N., II, 153).

54. Casserini. *Gaz. degli ospit.*, 1889, n°s 34, 35 et 36.

55. Cavafi. Sciat. nerve stretch. in locom. at. *Harv. Soc. of London*, 1881, XI, *Lancet*, XII (N. C. I., 45). — Discuss.: Ewart.

56. Cazenave de la Roche. *Journ. de méd. de Paris*, 1887, 31 juillet.

57. Cerenville (de). Obs. clin. sur l'emploi des inj. hypod. de strychn. dans le trait. de quelques aff. du syst. nerv. *Rev. méd. de la Suisse rom.*, 1882, II, 281 et 340.

58. Charcot. De la susp. dans le trait. de l'at. locom. progr. et de quelques autres mal. du syst. nerv. Leç. du 15 janvier 1889. *Progr. méd.*, 1889, 19 janv.; *Nouv. Iconogr. de la Salpêtr.*, 1889, II, 81 et *Leç. du mardi*, 1889, 8 mars,

59. CHARCOT. Note inédite de Rauzier in Traité (148), I, 589.

60. — et VULPIAN. Sur l'empl. du nitr. d'arg. dans le trait. de l'at. locom. progr. *Bull. gén. de thérap.*, 1869 et Œuv. compl. de Charcot, VIII, 356.

CHIPAULT (GILLES DE LA TOURETTE et). Voir : GILLES DE LA TOURETTE (138 *bis*).

CHIPAULT (TUFFIER et). Voir : TUFFIER (323).

61. CHURTON. Susp. f. locom. at. *Brit. med. Journ.*, 1889, 818 et 920 (Cit. *Bogroff*. 36).

62. CLARKE (MICHELL). On the treatm. of locom. at. by susp. *The Practit.*, 1889, 339 (N. C., VIII, 686) et *Lancet*, 1891, 114 (I. B.).

63. COLLINS. *New.-York méd. Journ.*, 1893, 452 (Cit. *Rauzier*, 257). [Transfus. nerv.].

64. — Trait. antisyph. et mal. du syst. nerv. d'orig. syphil. *Assoc. amér. de neurol. Philadelphie*, 1896, juin. Discuss. (*Gaz. hebdom.*, 1896, n° 83).

65. CORELLI. La diagn. del tabe dors. in primo stad. e la cura del susp. *Riv. il. d. ter. e ig.* Piacenza, 1891, XI, 2-10 (I. B.).

66. COT. Les eaux de Lamalou et l'at. locom. *Th. de Paris*, 1882, n° 87.

67. COURMONT. Crises de spasme phar. chez les tabét. *Rev. de méd.*, 1884, XIV, 801.

68. CROS. Et. sur les troub. de la sensib. dans le tab. et leur trait. par les eaux de Lamalou l'ancien, 1890.

69. — Et. sur les myel. chron. et leur trait. par les eaux de Lamalou l'ancien, 1893.

70. CYON. Electhrothér., 1873.

71. DANA. The mecan. eff. of nervenstretch. upon the spin. Cord. *Med. News*, 1882, 17 (R. S. M., XX, 663).

72. — The treatm. of locom. at. and others spin. dis. by susp. *New-York med. Rec.*, 1889, XXXV, 419 et *Boston med. and surg. Journ.*, 1889, CXXI, 21 (Cit. *Belugou*, 21 et *Raoult*, 256).

73. — Neurol. Rep. *The Post Grad.*, 1896 (R. N., IV, 565). [Méth. de Frenkel].

74. DANILLO et PRZYCHODSKI. Ueb. d. Result. d. Susp. Tab. nach. Mot schutkowski's Meth. *Wratsch*, 1890 (N. C., IX, 602).

75. DARIER. *Bull. med.*, 1890, 360 (Cit. *Worotynsky*, 341). [Susp.].

76. — Art. Tab. dors. Trait. in *Man. de Méd.* de Debove et Achard, 1894, III, 591.

77. DAURIAC. La méth. de Br. Seq. et les inject. de liq. retirées des divers tissus de l'organ. *Gaz. des Hôp.*, 1892, n° 76.

78. DAVIDSON. On nerve stretch. in locom. at. *Liverpool, med.Chir. Journ.*, 1881 (R. S. M., XIX, 640).

79. DEBOVE et GILETTE. De l'élong. des nerfs dans l'at. locom. *Soc. de Chir.*, 1880, 717, *Un. medic.*, 1880, 14 et 16 déc. (R. S. M., XIX, 640) et *Trib. med.*, 1881, 646.

Voir aussi : DESPLATS (87).

80. DÉJERINE. Et. sur le nervo-tab. periph. *Arch. de Physiol. norm. et path.*, 1887, 231.

81. — et SOLLIER. Nouv. rech. sur le tab. périph. *Arch. de méd. expér.*, 1889, I, 251.

82. DELPRAT. *Nederl. Weekbl.*, 1882, II, 2.

83. Dépoux. Obs. d'at. locom. guérie par les inject. sous-cut. de suc testicul. *Soc. de Biol.*, 1891. C. R., 404 et 1893, C. R., V, 513.

84. Descourtis. Trait. mécan. du tab. *Rev. d'hyg. thérap.*, 1896, VIII, 132 (I. B.).

85. Desnos. Sur les différ. degrés d'altérat. anat. des cord. médull. post. consid. dans leurs rapp. avec la curabil. de l'at. locom. *Soc. med. des Hôp.*, 13 juillet 1883. C. R., 10.

Voir aussi : Abadie (1) et Desplats (87).

86. Despagnet. *Rev. gén. d'ophtalm.* 1883 et *Rec. d'ophtalm.*, 1886, 548.

87. Desplats. Note sur un nouv. cas d'at. locom. d'orig. syphil. guérie par un trait. spécif. *Soc. med. des Hôp.*, 22 juin 1883. Discuss. : Rathery, Rendu, Robin, Debove, Desnos.

Devic (Roque et). Voir Roque (269).

88. Didrikhson. Causes et trait. du tab. *Voyenno med. Journ.* Saint-Pétersbourg, 1896, CCXXXVI, 468 (I. B.).

89. Dieulafoy. Man. de Path. int., 10ᵉ édit., 1897, II, 287.

90. Dinkler. Ueb. d. Berecht. u. d. Wirk. d. Quecksilberkuren b. Tab. dors. *Berl. klin. Woch.*, 1893, nᵒˢ 15 et 20 (R. N. I., 426).

91. Donnadieu-Lavit. Tab. et Lamalou. *Lamalou méd.*, janvier 1897.

92. Ducamp. Trois cent cinquante séances de susp. chez un at. *Montp. méd.*, 1890, 2ᵉ série, XV.

93. Dufournier. *Sem. med.*, 14 janvier 1893, 17 et *Th. de Paris*, mars 1893 [Médicat. Sequard].

94. Dujardin-Beaumetz. Leç. de Clin. thérap., 4ᵉ édit., 1886, III, 318.

95. — De la susp. chez les tab. *Bull. gén. de Thér.*, 1889, XVI, 1 (R.S.M., XXXV, 505).

96. Duncan. Case of locom. at. treat. by susp. *Tr. Glasgow path. and clin. Soc.*, 1891, IV, 3 et *Glasg. med. Journ.*, 1891, 373 (I. B.).

97. Dupuy-Fromy. De la tract. cervic. graduée substituée à la susp. dans le trait. de l'at. locom. Bordeaux, 1890, 60 p., in-4ᵒ.

98. Duval. Traité d'hydroth., 1888, 295.

Ebner (Müller et). Voir Muller (234).

99. Eichhorst (Hermann). Traité de Path. int. et de thérap., trad. fr. sur la 3ᵉ édit. allem. Paris, 1889, III, 226.

100. Eisenlohr. Z. Pathol. d. syphil. Erkrank. d. Hinterstr. d. Rückenm. Fertschr. z. Eroffn. d. neuen. allgem. Krankenh. z. Hamburg. Eppendorf. Hamburg, 1889, 128 et *Ber. d. Pr. Vers. d. Naturf. u. Aerzte in Heidelberg. D. med. Zeitschr.*, 1889, 89 (Cit. *Bogroff*, 36).

101. Elias. Ueb. eine doppelseit. Dehn. d. Nerv. ischiat. b. vorgeschritt. Tab. *Bresl. arztl. Zeitsch.*, 1881, nᵒ 21 (R. S. M., XX, 663).

102. Eloy. Art. Elong. nerv., in *Dict. encycl. des Sc. méd.*, 1ʳᵉ série, XXXVI.

103. Engelskjon. Perifer. Behandl. af Tab. *Norsk. Mag. f. Lagevidensk.*, XIII (N. C., II, 352).

104. Erb. Krankh. d. Rückenm. u. sein. Hüll., in *Ziemssen's Handb. d. spec. Path. u. Ther.*, 1876, XI.

105. — La curabil. de l'at. locom. à l'aide de l'élong. des nerfs. *Centralbl. f. Nervenh.*, 1881, nᵒ 12 (R. S. M., XIX, 652).

106. ERB. Electroth., trad. Rueff, 1884.

107. — Bemerk. üb. d. Susp. b. Tab. *Berl. klin. Woch.*, 1889, 756 (R.S.M., XXXV, 505).

108. — Die Ætiol. d. Tab. *Samml. klin. Vortr. von Volkmann*, IX F., n° 53, 1892.

109. — Die Ther. d. Tab. *Ibid*, n° 150, 1896.

110. — et HOFFMANN. Bemerk. üb. d. Susp. b. Tab. *XIV. Wandervers. südwestd. Neurol. u. Irrenarzte z. Baden Baden*, 23 mai 1889. N. C., VIII, 406 et *Arch. de Neurol.*, 1890, XIX, 269.

111. ERLENMEYER. Z. Dehn gross. Nervenst. b. Tab. dors. *Centrabl. f. Nervenh.*, 1880, n° 21 (R. S. M., XIX, 640).

112. ESMARCH. Extens. des nerfs. *IX° Congr. de la Soc. allem. de chir.*, 8 avril 1880. *Berl. klin. Woch.*, 1880, 235 (R. S. M., XVI, 286) et *Centralbl. f. Nervenh.*, III, 195.

113. EULENBURG. Ueb. Heibark. u. Behand. d. Tab. dors. *Berl. klin. Wochenschr.*, 1883 (R. S. M., XXVI; 74) et *Congr. internat. de Copenhague*, août 1884 (R. S. M., XXVI, 74).

114. — Beitr. z. Ætiol. u. Ther. d. Tab. dors. *Arch. f. path. Anat. u. Physiol.*, XCIX, 18 (R. S. M., XXIX, 114).

115. — et MENDEL. Ergebn. d. Susp. Behandl. b. Tab. u. and. chr. Nervenkr. N. C., 1889, VIII, 313.

EWART. Voir : CAVAFI (55).

116. FÉLIX. Des inj. de calomel dans le trait. de la syph. *Th. de Montpellier*, 1896.

117. FENWICK. *Soc. de méd. de Londres. Sem. méd.*, 27 nov. 1889, 443.

118. FISCHER. Des rapp. qui ex. entre le tab. et le diab. sucré. *Centralbl. f. Nervenh.*, 1886 (*Arch. de Neurol.*, XX, 239).

119. — Antifebr. geg. lancinir. Schmerz. *Münchn. med. Wochenschr.*, 1887, n° 23 (N. C., 1887, VI, 405).

120. — et SCHWENINGER. De l'élong. des nerfs dans le tab. dors. *Centralbl. f. Nervenh.*, 1881 (R. S. M., XIX, 652).

121. FOURNIER. De l'at. locom. d'orig. syphil. *Ann. de dermat. et de syphiligr.*, 1875, VII, 187.

122. — De l'at. locom. d'orig. syphil. (tab. spécif.), Paris 1882.

123. — La syph. héréd. tard. Paris. 1886.

124. — Enq. sur la prét. act. tabetogène du trait. merc., etc. *Gaz. hebdom.*, 1891, 606.

125. — Les aff. parasyph. Paris, 1894.

FOX (LONG). Voir LONG FOX.

126. FRANKEL. Cura della tabe. *R. Ac. d. med.* Torino, 19 avril, 1895 (I. B.)

127. FRENKEL. D. Ther. atakt. Bewegungsstòr. *Munch. med. Wochenschr.*, 1890, n° 52.

128. — Fehlen d. Ermüdungsgef. b. ein. Tab. N. C., 1893, XII, 434.

129. — D. Behandl. d. At. d. oberen Extrem. *Zeitschr. f. klin. Med.*, 1895, XXVII. 66 (R. S. M., XLVI, 507 et R. N., IV, 158).

130. — Ueb. Muskelschlaffheit (Hypotonie) b. d. Tab. dors. N. C., 1896, XV, 355.

131. — Ueb. gymnast. Ther. b. Tab. *Ver. f. inn. Med. in Berlin*, 4 mai

1896. *Sem. méd.*, 1896, 196 et N. C., XV, 907 et *D. med. Wochenschr.*, 1896, XXII, 820 (I. B.).

132. FRIEDREICH. *Wratsch.*, 1890, 191, n° 8 (Cit. *Worotynsky*, 341) [Susp].

FROMY (DUPUY). Voir: DUPUY FROMY (97).

133. GALEZOWSKI. *Rec. d'ophtalmol.*, 1889, 282.

134. GAUCHER. At. locom. d'orig. syphil. guérie par le trait. spécif. *Soc. de dermat. et de syphiligr.*, juillet 1890 (R. S. M., XXXVI, 595).

135. GAUTHIER. Du trait. de l'at. locom. par la susp. *Th. de Lyon*, 5 juin 1896.

136. GERMAIN. *Arch. de méd. et de pharm. milit.*, janvier 1889.

137. GILLES DE LA TOURETTE De la techn. à suivre dans le trait. par la susp. de l'at. locom. progr. et de qqs. aut. mal. du syst. nerv. *Prog. med.*, 23 février 1889 et *Nouv. Iconogr. de la Salpêtr.*, 1889, 85.

138. — Modific. app. à la techn. de la susp. dans le trait. de l'at. locom. et de qqs. aut. mal. du syst. nerv. *Prog. méd.*, 7 juin 1890 et *Nouv. Iconogr. de la Salpêtr.*, 1890, 128.

138 bis. — et CHIPAULT. Applic. de l'élongat. vraie de la moelle épin. au trait. de l'at. locom. *Acad. de méd.*, 27 avril 1897.

139. — et LAGOUDAKIS. Diminut. et cessat. de l'us. de la morph. chez deux tabet. traités par la susp. *Arch. de Neurol.*, 1889, XVIII, 126.

GILLETTE (DEBOVE et). Voir: DEBOVE (79).

GLATZ. Voir: REVILLIOD (266).

140. GLORIEUX. Trait. mecan. de l'at. locom. *La Policl.*, 1894, n° 3 (N. C. XIII, 458).

GOETZ. Voir: REVILLIOD (266).

GOLTDAMMER. Voir: BERNHARDT (29).

141. GORECKI. *Le Praticien* (Cit. *Raoult*, 256) [Susp.].

142. GOSSELIN. De la susp. dans l'at. locom. progr. et dans deux cas de sclér. en plaques, Paris, 1890.

GRAINGER STEWART. Voir: LANGENBECK (195).

GRANVILLE (MORTIMER). Voir: MORTIMER (225).

143. GRASSET. At. locom. et lés. card. Contrib. à l'ét. du retentis. des mal. doulour. sur le cœur. *Montp. méd.*, 1880, XCIV, 483.

144. — Dangers du seigle erg. dans l'at. locom. progr. *Prog. méd.*, 1884, 17 mars.

145. — Du tab. combiné (ataxospam.) ou sclér. postéro-later. de la moelle. *Arch. de Neurol.*, 1887, XI, 156 et 380, XII, 27.

146. — Consult. méd. sur qqs mal. fréq. 3° édit., 1896, 43.

147. — Leç. de Clin. méd. faites à l'hôp. Saint-Eloi. 1re série, 1891. 2e série 1896 et 3° série, 1er et 2° fascic., 1897.

148. — et RAUZIER. Traité prat. des Mal. du Syst. nerv. 4° édit., 1894, I, 579.

149. GRIGORESCU. Augment. de la vit. des impress. sensit. dans la moelle épin. chez les atax. sous l'infl. du liquid. testicul. *Arch. de Physiol. norm. et path.*, 1894, VI, 412 (N. C., XIII, 457).

150. GRÜNFELD. Z. Frage üb. d. Wirk. d. Mutterkornes u. sein. Bestandth. auf d. Rückenm. d. Thiere. *Arch. f. Psych.*, 1889, XXI, 618.

151. GUIBBAUD et LANGLOIS. *Soc. de Biol.*, 23 mars 1895 [antipyr.].

152. GUINON et SOUQUES. Assoc. du tab. avec le diab. sucré. *Arch. de Neurol.*, 1891, XXII, 305 et 1892, XXIII, 48 et 181.

153. GUSSENBAUER. Ueb. Nervendehn. *Prag. med. Wochenschr.*, 1882 (N. C. I., 379 et 401).

154. GUTTMANN. Du trait. par la susp. *Soc. de méd. int. de Berlin*, mars mai, 1890. *Berl. klin. Wochenschr.*, 1890, 597 (R. S. M., XXXVII, 109). Discuss.: LEYDEN.

155. GYURKOVECHKY. Ueb, Behand. d. Impot. mitt. Susp., 1892 (Cit. *Worotynsky*, 341).

HAHN. Voir: BERNHARDT (29).

156. HALE WHITE. Three cas. of. tab. dors. treat by susp., in one of which is induc. pyr. *Lancet*, 1890, 4 janv. (N. C., IX, 346).

157. HALIPRÉ et TARIEL. Sur les effets des inj. hypod. de glycér. neutre chez les hémipl. et les tabét. *Sem. méd.*, 1893, XLVI, 25 février.

158. HAMMOND (G.-M.). La guér. de l'at. locom. est-elle possible ? *New-York med. Journ.*, 1884, août (*Revue de Méd.*, 1885, V, 152).

159. — *New-York med. Journ.*, 1889 (Cit. Raoult, 256 et Worotynsky, 341) [Susp.].

160. — Cerebrine in the treatm. of locom. at. *New-York med. Journ.*, 1893, LVII, 452 (R. S. M., XLII, 122).

161. HAMMOND (W). Traité des Mal. du Syst. nerv. trad. fr. de Labadie Lagrave. Paris, 1879.

162. HARTELIUS. Traité des Mal. par la Gymnast. suéd. trad. Fick et Vuillemin, 1895.

163. HAUSHALTER et ADAM. De la susp. dans le trait. des Mal. du Syst. nerv. *Prog. méd*, 1889, n⁰ 44, 47 et 48.

164. HEGAR. De l'élong. de la moelle épin. Rech. sur le trait. mécan. des mal. nerv. Trad. Pozzi et Berthod. *Enceph.*, 1884, 590 (R. S. M., XXVII, 173).

165. HESS. Ueb. Suspensions Behandl b. Tab. u. and. Nervenkr. *Berl. klin. Wochenschr.*, 1891, 126 (I. B.).

166. HEUSNER. Ueb. hochgrad. Besser. nach. Flecktyph. eines Fal. von Tab. dors. *D. medic. Wochenschr.*, 1882, n⁰ 6 (R. S. M., XX, 157).

HICKEY (LEWIS). Voir : LEWIS HICKEY (201).

167. HILLER. Sur deux cas d'ext. des sciat. dans le tab. *Berl. klin Wochenschr.*, 1882, 109 (R. S. M., XXIV, 291).

168. HIRSCHBERG. Trait. mécan. de l'at. locom. *Bull. gén. de thérap.*, 1893, 66 (R. N., 1893, 131 et R. S. M., XLI, 122).

169. — Trait. de l'at. dans le tab. dors. par la rééducat. des mouvem. (Meth. de Frenkel). *Arch. de Neurol.*, 1896, n⁰ˢ 9 et 11.

170. HŒNELIN. *Rev. de clin. et de thérap.*, 24 août 1892 et *Lyon méd.*, 1892, LXXI, 161 [hydroth.].

171. HOFFMANN. Beitr. z. Aetiol., Symptomatol. u. Ther. d. Tab. dors. *Arch. f. Psych.*, 1888, XIX, 438.

172. HUCHARD et BOVET. Trait. des crises dysp. des tab. *Soc. de thér.*, 1896, 12 février.

173. HUGHES. The curabil. of locom. at. and. the simul. of post. spin. scler. *The Alien. and Neurol.*, 1884, 520 (N. C., III, 428)ı

174. HUGHLINGS JACKSON et FAM. TAYLOR. Rem. on a case of ret. of knee-jerks after hemipl. in a tabet. *Brit. med. Journ.*, 1891, 57 (N. C., XI, 52).

175. HYRT. Pathol. u. Ther. d. Nerv. Krankh. 2ᵉ fasc., 1890, 525.

ISRAEL. Voir : BERNHARDT (29).

176. ISTAMANOFF. Die Behandl. von Impot: mitt. Susp. *Med. obosr.*, 1890 (Cit. *Worotynsky*, 341).

177. JACCOUD. Traité de Pathol. int., 7e édit., 1883, I, 662.
JACKSON (HUGHLINGS). Voir : HUGHLINGS JACKSON (174).
178. JACOB. Heilbark. u. Behandl. d. Tab. dors. *Vers. balneol. Sect. d. Gesellsch. f. Heilk. in Berlin*, 1884. N. C., 1886, V, 66.
179. JACOBS. Un cas d'at. locom. à marche rap. chez un syphil., guéri par le trait. merc. ioduré. *Ann. de la Soc. méd.* Anvers, 1894, CVI, 127 (I. B.).
180. JACQUEMIN. De l'élong. des nerfs dans l'at. *Th. de Paris.* 1882, n° 239.
181. JAROSCHEWSKY. Ueb. d. Behandl. von Nervenkr. mitt. Susp. *Med. Obosr.*, 1891 (Cit. *Worotynsky*, (341).
182. JENDRASSIK (Ernst). Az acetanilid therapeutikus alkalmazasahoz. *Orvosi Hetilap.*, 1889 (N. C., VIII, 243). — Voir aussi : *D. Arch. f. klin. Med.*
183. JOHNSON. Nerve stretch. in locom. at. *Brit. med. Journ.*, 1881. (R. S. M., XIX, 640).
184. JOURMANN. Contrib. à l'ét. du trait. des crises gastr. chez les tab. par le protoxal. de cerium. *Wratch*, 1896, 889 (R. N., IV, 659).
185. JÜRGENSEN. Z. mechan. Behandl. d. Tabes u. d. Syst. Hessing. *Berl. klin. Woch.*, 1889, 866 (R. S. M., XXXV, 505).

186. KALININE. Quelques obs. du trait. du tabes par la méth. de Frenkel. *Obozrénié Bechterew.* Saint-Pétersbourg, 1896, 908 (Trad. comm. par le Dr Gavrissevitch).
KELLGREN (ARVID). Voir : ARVID KELLGREN (7).
187. KOKORIN. Z. Frage üb. d. Verand. d. Geweb. d. thier Organ. b. chron. Vergift. mit Secale Cornut. S. Petersb., 1884.
188. KUH. Ein Fall von Tabes dors. mit. Mening. Cerebrospin. syphil. *Arch. f. Psych.*, 1891, XXII, 699.
189. KULENKAMPFF. Ein Fall von Nervendehn. b. Tab. *Berl. klin. Woch.*, 1881, 711 (R. S. M., XXIV, 291).
190. KUMMELL. Ueb. Dehn. d. Nerv. opt., *D. med. Woch.*, 1882 (R. S. M., XX, 663).
KUSTER. Voir : BERNHARDT (29).

191. LABORDE. Du trait. électr. du tabes; rech. clin. *Th. de Bordeaux*, juillet 1893. in-4°, 84 p.
192. LADAME. De la susp. dans le tabes. *Rev. med. de la Suisse rom.*, 1889, IX, 347 (R. S. M., XXXV, 505).
LAGOUDAKIS (GILLES DE LA TOURETTE et). Voir : GILLES DE LA TOU-RETTE (139).
193. LANCEREAUX. Leç. de Clin. méd. faites à l'hôp. de la Pitié et à l'Hôtel-Dieu (années 1879-1893). Paris, 1894, 508.
194. LANDE. *Journ. de méd. de Bordeaux*, 13 oct. 1889 (Cit. *Belugou*, 21) [Susp.].
LANDOUZY (BALLET et). Voir : BALLET (11).
195. LANGENBECK, MORGAN, GRAINGER STEWART, OGLE. Discuss. au Congr. de Londres (août 1881) sur l'élong. dans l'at. locom. R. S. M., XIX, 650.

196. LANGENBUCH. Divers trav. sur l'élong. des nerfs. *Berl. klin. Woch.*, 1879, 709; 1880, 236; 1881; 1882, 156, 179 et 200 (R. S. M., XVI, 286; XIX, 640; XXIV, 291). Voir aussi : BERNHARDT (29).

LANGLOIS (GUIBBAUD et). Voir : GUIBBAUD (151).

LAVIT (DONNADIEU). Voir : DONNADIEU-LAVIT (91).

197. LEIDY. The roller bandage for the pains of tab. dors. *Med. News Philad.*, 1891, IX, 238.

198. LÉPINE. Extens. du sciat. dans le tab. *Soc. de Biol.*, 17 mars 1883 (N. C., II, 192).

199. LESPINASSE. *Gaz. hebd. des Sc. med. de Bordeaux*, 1889, 98 (Cit. *Raoult*, 256) [Susp.].

200. LEWANDOWSKI (RUDOLPH). Electro-diagn. u. Elektroth., 1892.

201. LEWIS HICKEY. Five Cases of locom. at. treat. by Susp. *The Brit. med. Journ.*, 1889, 765 (N. C., VIII, 661).

202. LEYDEN. Ueb. Nervendehn. b. Tab. *Char. Ann.*, 1882, 207 (N. C., I, 308).

203. — Disc. sur la Susp. à la Soc. de méd. int. de Berlin, juin 1890 (Cit. *Belugou*, 21).

204. — Ueb. d. Behandl. d. Tabes. *Berl. klin. Woch*, 1892 (N. C. XI, 443) et *Un. méd.*, 9 juin 1892.

Voir aussi : BERNHARDT (29).

205. — LICHONIN. Ueb. d. Mess. d. Wirbels. bei Susp. *Wratsch*, 1890 (Cit. *Worotynsky*, 341).

LITTEN. Voir : BERNHARDT (29).

206. LONG FOX. Note on the Curabil. of tab. dors. *Lancet*, 1882 (N. C., I, 280).

207. LUMBROSO. Les. prod. chez les anim. soumis à la Susp.; Congr. des méd. ital., *Sem. méd.*, 1889, 410.

208. — Et. clin. et expérim. sur le mode d'act. de la Susp. dans le trait. du tabes et des aut. mal. du Syst. nerv. *Arch. it. de Clin. med.*, mars 1890 (R. S. M., XXXVII, 109).

209 LUYS. Statist. des mal. traités à la Charité par les méth. dérivées de l'hypnot. pendant l'année 1890. *Soc. méd. des Hôp.*, 26 déc. 1890.

210. LYMAN. *Chicago med. Journ. and Exam.*, janv. 1883 (Cas de guér.).

211. — On the treatm. of progr. locom. at. with rarefied air, after the meth. of Junod. *Journ. of Nerv. and ment. dis.*, 1887, XIV, 409 (N. C., VI, 533).

212. LYON (GASTON). Traité élém. de Clin. thérap. Paris, 1895, 628.

213. MALBEC. Consult. et ordon. médic. Paris, 1897, 2e édit., 54.

214. MANN. A Case of progr. locom. at. *The alien. a. Neurol.*, 1886, VII, 206 (N. C., V, 532).

215. MARIE (PIERRE). Leç. sur les Mal. de la moelle. Paris, 1892, 327.

216. — Traité de Médec. de Charcot, Bouchard et Brissaud. Paris, 1894, VI, 432.

217. MARQUEHOSSE. De la Susp. dans le trait. du Tab. dors. *Th. de Montpellier*, 1890, n° 21.

218. MARSHALL (JOHN). Neurect. of nerv. stretch. f. rel. of pain., 188 (Cit. *Raoult*, 256).

219. Massary (de). Le lab. dors. dégénér. du protoneur. centrip. *Th. de Paris*, 1896.

220. Mathieu (Albert). Le trait. des crises paroxyst. de l'hyperchlorhydrie et des div. formes clin. de l'hyperchlorhydrie. *Soc. de Thérap.*, 13 janv. 1897.

221. Menard (Charles). Contrib. à l'ét. des paral. consécut. aux inf. aigues (paral. para-infect.); leur trait. par les eaux de la Malou. *Th. de Montpellier*, 1894.

Mendel (Eulenburg et). Voir : Eulenburg (115).

Michell Clarke. Voir (Clarke (62).

222. Minor. Contrib. à l'ét. de l'étiol. du tab. *Arch. de Neurol.*, 1889, XVII, 183.

Mitchell (Weir). Voir : Weir Mitchell (332).

223. Mœbius. Neuere Beob. üb. d. Tab. *Schmidt's Jahresb.*, 1890, I, 97; 1893, n° 241 et 1896, 81 — et Rech. neurol. du tabes Leipz., 1895, 154 p. (I. B.).

224. Moeli. Die Discus. üb. Nervendehn. in d. Berl. medic. Gesellsch. N. C., 1882, I, 76.

Morgan. Voir : Langenbeck (195).

225. Mortimer Granville. Trait. de l'at. locom. par la percuss. des nerfs. *Brit. med. Journ.*, sept. 1882 (*Rev. de Med.*, 1883, III, 318).

226. Morton. *New-York med. Rec.*, 1889, XXXI (Cit. Raoult, 256) [Susp.].

227. Morton Prince. The Somewhat freq. occurr. of degener. dis. of the nerv. Syst. (tab. dors. and dissem. scl.) in pers. suffer. from malaria. *The Journ. of nerv. and ment. dis.*, 1889, XIV, 585 (N. C., IX, 304).

228. Mossé. Act. frénat. de la compr. du cou dans les crises bulb. tabét. *Congr. de l'Assoc. fr. pour l'avanc. des Sc. à Limoges*, 1890. C. R., 1ᵉ p., 260.

229. — La meth. Sequard; notes et réfl. *Midi méd.*, janvier 1894.

230. Motschutkowsky. Dehn. d. Korp. als Heilmit. in ein. Rückenmarksaff. *Vratsch.*, 1883, n° 17 et 21 (N. C., II, 427).

231. Mouisset. Note sur le trait. de l'at. par la susp. *Lyon med.*, 1889, 32 (R. S. M., XXXIV, 511).

332. Mourot. Un cas d'at. locom. traité par les inject. de liq. testicul. *Rec. de méd. vétér.*, 1894, 337 (I. B.).

233. Müller. Beitr. z. prakt. Electroth.

234. Müller et Ébner. De l'élong. des nerfs dans les aff. périphér. et centr. du Syst. nerv. et en partic. dans le tab. dors. *Wien Klin.*, 1881 (R. S. M., XIX, 652).

235. Neftel. D. galvan. Behandl. d. Tab. dors. nebst Bemerk. üb. d. aborme galvan. React. d. sensib. Hautnerv. *Arch. f. Psych.*, 1882, XII, 616.

236. Newton. Locom. at. its Causat. and treatm. *Toledo m. et s. Rep.*, 1896, 454 (I. B.).

237. Niameyer. De mechan. ther. van tab. *Nederl. Tyd. u. Gencek. Anat.*, 1896, XXXII, 887 (I. B.).

238. Niermeijer. De behandelings meth. van Rumpf. *Weekbl. van het. Nederl. Tijdschr. voor Geenesk.*, 1884, 256 (N. C., III, 353 et R. S. M., XXVI, 74).

239. Nocht. Ueb. d. Erf. d. Nervendehn, Berlin, 1882 (R. S. M., XIX, 652).

240. Nonne. *Arch. f. Psych.*, 1892, XXIV, 356.

OGLE. Voir : LANGENBECK (195).

241. OPEUCHOWSKI (VON). Ueb. d. Motschutkowski'sche Suspensions meth. *Berl. Klin. Woch.*, 1889, 570 (R. S. M., XXXIV, 511).

242. OPPENHEIM. Ueb. ein. Fall von syphil. Erkrank. d. Central Nervensyst. welche vorübergehand das klin. Bild d. Tab. dors. Vortauscht. *Berl. Klin. Woch.*, 1888, n° 53.

243. OSTANKOW. De la meth. de Frenkel dans le trait. du tab. dors. *Mess. Neurol. de Bechterew.*, 1894, II, 3 (R. N., II, 656) et S.-Petersb. 1895 (I. B.).

244. — Sur le trait. des crises gastr. des tabet. (par l'oxal. de Cerium). *Soc. de psych. de S. Petersb.*, 7 oct. 1895 et *Rev. de psych. russe* janvier 1896 (R. N., III, 722 et IV, 208 et R. S. M., XLVIII, 857). — Disc. BLUMENAU.

245. PAUL (C.) Du trait. de la neurasth. par la transfus. nerv. *Bull. Acad. Med.*, 16 févr. 1892 (R. S. M., XL, 454) et 25 avril 1893 (R. S. M., XLIII, 104). *Bull. gen. de thérap.*, 23 oct. 1893 (R. S. M., XLIII, 496).

246. PAYNE. Elongat. du nerf sciat. dans l'at. locom. *Brit. Méd. Journ.*, 1881, 1054 (R. S. M., XIX, 650).

247. PETER. *Bull. Méd.*, 1897.

247 *bis*. PHILIPPE. Contrib. à l'ét. anat. et clin. du tab. dors. *Th. de Paris*, 1897.

PICOT (VERGELY et). Voir ; VERGELY (325).

248. PIERSON SPERLING. Lehrb. d. Electroth. 1893.

249. PILATTE. Sur les effets des inject. Sequard. comp. aux effets des inj. de glycer. neutre. *Sem. Med.*, 1893, LIV.

250. PITRES et VAILLARD. Contr. à l'ét. des nevr. peripher. chez les tabet. *Rev. de Med.*, 1886, VI, 574.

251. PORTE. Qqs observ. de mal. traités selon la méth. de Br. Seq.; résultats immédiats. *Th. de Lyon*, 1892-93, n° 804.

252. POTTS. A Case of locom. at. Succes. fully treatm. by susp. *Univ. m. mag. Philad.*, 1890-91, 775 (I. B.).

PRINCE (MORTON). Voir : MORTON PRINCE (227).

253. PRIVAT. Et. statist. et médic. sur Lamalou-les-Bains, etc., 1877 (Prem. édit. en 1858).

PRZYCHODSKI (DANILLO et). Voir : DANILLO (74).

254. PUTNAM. Troub. fonct. des nerfs vaso-mot. dans l'évolut. du tab. sensitif. Paris, 1882.

254 *bis*. RAÏCHLINE. Trait. rat. de l'at. *Nice médical*, 1897, XXI, 49 et 65.

255. RAISON. Du trait. des phénom. doulour. de l'at. locom. progr. par les pulvéris. d'éther et de chlorure de méthyle. *Th. de Paris*, 1886, n° 215.

256. RAOULT. Trait. de l'at. locom. et de quelq. autres mal. du Syst. nerv. par la susp. *Arch. de Neurol.*, 1889, XVIII, 129.

RATHERY. Voir : DESPLATS (87).

257. RAUZIER. Trait. de l'at. locom. *Nouv. Montp. méd.*, 1896, V, et Traité de Thérap. appl. d'Albert Robin.

— et GRASSET. Voir : GRASSET (148).

258. RAYMOND. Art. Tab. dors. in *Dict. encycl. des Sc. méd.*, 1885.

259. — Rapp. adr. à M. le Min. de l'Instr. publ. le 1 nov. 1888 sur l'ét. des mal. du Syst. nerv. en Russie. *Arch. de Neurol.*, 1889, XVII, 282.

260. — Trait. du tab. dors. et Mal. du Syst. nerv. (Scl. systém. de la moelle). Confér. faites à l'hôp. Lariboisière. Paris, 1894, 251 à 283.

261. — Le trait. de l'incoordin. motr. du tab. par la rééducat. des muscles (Méth. de Frenkel). Clin. des Mal. du Syst. nerv., 2ᵉ série, 1897, 581.

262. REMAK. Ueb. d. Behandl. d. Tab. dors. mit. d. const. galv. Strom. *Med. Centralbl.*, 1858, nᵒ 29 et 3 déc. 1862. — Voir aussi BERNHARDT (29).

263. RENAUT. At. et Susp. *Lyon méd.*, 1889, XXI, 87 (R. S. M., XXXV, 505). RENDU. Voir : DESPLATS (87).

264. RENZI (DE). Le trait. par la Susp. dans les mal. de la moelle. *Riv. Clin. e Terap.*, 1889, 39 (R. S. M., XXXV, 505).

265. — La Susp. comme mode de trait. de la méning. spin. chron. *Ibid.*, 1889 (R. S. M., XXXIV, 91).

266. REVILLIOD. Trait. de l'at. locom. par la Susp. *Soc. méd. de Genève. Rev. méd. de la Suisse rom.*, 1889, IX, 436 (R. S. M., XXXV, 505). — Discus. APPIA, GLATZ, GŒTZ.

ROBIN. Voir : DESPLATS (87).

267. RŒSTEL. Beitr. z. Pathol. u. Ther. d. Crises gastr. b. Tab. dors. *Th. de Berlin*, 3 nov. 1893 (Clin. de Leyden). (I. B.).

267 *bis*. ROGER. Contr. à l'ét. des troub. intest. dans l'at. locom. progr. *Rev. de Médec.*, 1884, IV, 554.

268. ROMME. Trait. du tab. *Presse med.*, 1896, 334.

269. ROQUE et DEVIC. *Prov. med.*, 1893 [Susp.].

270. ROSENBAUM. Ueb. d. Erfahr. b. d. Suspensionsbeh. d. Tab. *Berl. klin. Woch.*, 1890, 521 (R. S. M., XXXVII, 109).

271. — Inject. sous-cut. de chlor. d'arg. *Sem. méd.*, 1890, 94.

272. — Ueb. d. sub-cut. Inject. d. Æthylendiaminsilberphosphats (Argentamin E. Schering) b. Tabik. *D. med. Woch.*, 1894, XX, 627 (R. S. M., XLV, 106).

273. ROSENSTEIN (MORITZ). Ein Fall von Nervendehn. b. Tab. dors. *Arch. f. Psych.*, 1884, XV, 72.

274. ROSENTHAL. Traité clin. des mal. du Syst. nerv., trad. fr. Lubanski. Paris, 1878.

275. ROUTH. Locom. at. treat. by Brown-Sequard's fluid. *Brit. med. Journ.*, 1893, 1425 (I. B.).

276. RUMPF. Z. Behandl. d. Tab. dors. mit d. farad. Pinsel. *Vers. d. Aerzte d. Reg. — Bez. Düsseldorf.*, 6 oct. 1881. N. C., I, 5 et 29.

277. — Z. Pathol. u. Ther. d. Tab. dors. *Vers. d. Aerzte u. Naturf. med. Sect.*, 19 sept. 1882, N. C., I, 482 ; et *Berl. klin. Woch.*, 1883, 50.

278. — Ueb. Rückenmarksblut. nach Nervendehn. nebst ein. Beitr. z. pathol. Anat. d. Tab. dors. *Arch. f. Psych.*, 1884, XV, 419.

279. — Ueb. d. Behand. d. Tab. dors. *Vers. d. d. Naturf. u. Aerzte in Straeburg*, 1885. N. C., IV, 526.

280. RUSSEL BISIEN. Notes on some Cases treat. by Susp. on the Nation. hosp. f. the paral. and épil. *Lancet*, 1889, II, 19.

281. RUSSEL et TAYLOR. Treat. b. Susp. *Brain*, 1890, 206 (R. S. M., XXXV, 511).

282. SAKANTZEFF. Forme intérés. du tabès ; trait. par la pend. *Rousk*, 1895, (I. B.).

GRASSET. 6

283. SAUNDBY. Susp. in the treatm. of locom. at. *Brit. méd. Journ.*, 1889, 469 (R. S. M., XXXV, 505).

289. SCHILLING. Ueb. d. Susp. b. Rückenmarks-u. Nervenkr. *Münch. med. Woch.*, 1889, XXXVI, 554.

290. SCHULTZE. Z. Frage von d. Heilbark. d. Tab. *Arch. f. Psych.*, 1882, XII, 232.

291. SCHULZ. Trait. du tab. par les inj. de subl. *D. Arch. f. klin. Med.*, 1884, XXXV, 458 (N. C., III, 516 et R. S. M., XXVI, 74).

292. SCHUMPERS. Locom. at. with. rep. of a Case cured. *Med. Rec. New-York*, 1894, XLV, 629.

293. SCHÜSSLER. Un cas d'at. locom. guérie par l'élong. des deux nerfs sciat. *Centralbl. f. Nervenh.*, 1881, n°° 10 et 13 (R. S. M., XIX, 652).

294. SCHUSTER. Bemerk. z. Behandl. d. Tab. dors. *Dermat. Zeitschr.*, 1894, 46 (I. B.).

SCHWENINGER (FISCHER et). Voir : FISCHER (120).

295. SELETZKY. Trait. du tab. *Vop. nerv.-psich. med. Kief.*, 1896, n° 1 (I. B.).

SENATOR. Voir : BERNHARDT (29).

296. SHORT. Six Cases of dis. of the spin. cord. treat. by Susp. *The Brit. med. Journ.*, 1889, 602 (N. C., VIII, 662).

297. SIMPSON. *Canad. Practit.* 1889, 213. *Prog. méd.*, 1889, X, 575 [Susp.].

298. SKINER. Eine Gef. b. d. Susp. Behand. *New-York med. Journ.*, 1889. *Centralbl. f. Nerv.*, 1889, XII, 555.

299. SLÜNIN. Z. Frage üb. d. Einfl. d. Dehn. d. Wirbels. auf Rückeumarks refl. u. d. Blutdr. *Diss. S. Petersburg*, 1891.

SOLLIER (DÉJERINE et). Voir : DÉJERINE (81).

SOUQUES (GUINON et). Voir GUINON (152).

300. SPENCER. Tab.; Dehn. d. Nerv. ischiad. *The Brit. med. Journ.*, 1882 (N. C., I, 93 et R. S. M., XIX, 650).

SPERLING (PIERSON). Voir : PIERSON SPERLING (248).

301. SPILLMANN. *Soc. med. de Nancy. C. R.*, 1869-70 [Electroth].

302. SPRIMON. *Med. Obosr.*, 1889 (Ci°. Worotynsky, 341) [Susp.].

303. STEIN. La susp. appl. au trait. des mal. nerv. *Piatigorsk.*, 1889.

304. STEINMETZ. De la Susp. dans le trait. des mal. du Syst. nerv. *Th. de Nancy*, 1889-90, n° 314.

305. STEMBO. Ein. Beitr. z. Ther. d. Tab. dors. *Berl. klin. Woch.*, 1888, 884 (R. S. M., XXXIII, 488). [Electroth.].

306. STEWART. Rep. on the treatm. of 14 Cas. of dis. of the spin. Cord by the meth. of Susp. *Med. News*, 1889 (R. S. M., XXXIV, 512).

STEWART (GRAINGER). Voir : LANGENBECK (195).

307. STRUMPELL. Not. üb. vier Fal. von Nervendehn. b. Rückenmarkskr. N. C., 1882, I, 83.

308. — Ueb. Wes. u. Behand. d. Tab. *Münch. med. Woch*, 1890, n° 39 (N. C., IX, 724).

309. SURY BIENZ. Nervendehn. b. Tab. *Corresp. Bl. f. Schweiz. Aërzte*, 15 déc. 1880 (R. S. M., XIX, 640).

310. SVENSSON TVAR. Nervstrackning. Arsberattelse frau Sabbatsberg Sjukhus i Stockolm for 1882, 1883, 127 (N. C., III, 41 et R. S. M., XXVI, 74).

311. TARGOWLA. De l'éduc. motr. graduelle (méth. de Frenkel) et de la révuls. galvan. du rachis dans le trait. du tab. R. N., 1896, IV, 257.

TARIEL (HALIPRE et). Voir : HALIPRÉ (157).

312. TARNOWSKI (PAULINE). Altérat. de la moelle épin. causées par l'élong. du nerf sciat. Arch. de Neurol., 1895, IX, 289 et X, 35.

313. TAYLOR. Rev. g¹ᵉ de Clin. et de Thérap., 1889, n° 47 et The Lancet, 1890 (Cit. Belugou, 21) [Susp.]. — Voir aussi : HUGHLINGS JACKSON (174) et RUSSELL (281).

314. TEISSIER. Etiol. du Tab. Leç. de la Fac. Prov. med., 1886.

315. — Tab.; élong. des sciat.; aut.; Lyon méd., 1886, 18 (R. S. M. XXVIII, 91).

316. — At. traitée par la Susp. Lyon méd., 1889, 371 (R. S. M., XXXIV, 512).

317. THIBERHIEN. Journ. de méd. de Bruxelles, 1889, 438.

318. THOMAS. Note sur l'emploi du chloralose. Rev. méd. de la Suisse rom., 1895, 375 (R. N., IV, 24).

319. TILLMANNS. Extens. des deux sciat. dans le tab. Berl. klin. Woch., 1882, 531 (R. S. M., XXIV, 291).

320. TRIPIER (RAYMOND). Lyon méd., 1887 et 1892, LXIX, 63 [Doul. fulgur.]

321. TRONCHET. Arthrop. tabét. traitées par la médicat. spécif. et l'igni-punct. Soc. méd. et chir. de la Rochelle, juin 1893 (I. B.).

322. TUCZEK. Ueb. d. Verand. im Centralnervensyst. spec. in d. Hinterstr. d. Rückenm. b. Ergotismus. Arch. f. Psych., 1882, XIII, 99.

323. TUFFIER et CHIPAULT. Chir. des tabét. Arch. gén. de Méd., oct. 1889.

TVAR (SVENSSON). Voir : SVENSSON (310).

VAILLARD (PITRES et). Voir : PITRES (250).

324. VANLAIR. Man. de Path. int., 1890, 185.

325. VERGELY et PICOT. Gaz. hebd. de Bordeaux, 24 févr. 1889.

326. VERNIER. Rev. internat. de thér. et de pharmacol., 15-nov. 1895.

327. VERRIER. De la rééducat. des muscles dans l'at. des memb. sup., Prog. med., 14 sept. 1895.

328. VINCENT. New-York med. Journ., 1889, 549. Brit. med. Journ., 1889, 1247. Bull. med., 1889, 718 (Cit. Raoult, 256) [Susp.].

329. VIRES. L'hystéro-tabes. Th. de Montpellier, 1896 et Gaz. des Hop., 1897, 49.

VULPIAN (CHARCOT et). Voir : CHARCOT (60).

330. WAITZFELDER. Susp. in the treatm. of locom. at. New-York med. Rec., 1889, 629 (R. S. M., XXXIV, 511).

331. WATTEVILLE (DE), On the treatm. by Susp. of locom. at. and some others spin. aff. as describ. by Prof. Charcot. London, 1889 (N. C., VIII, 205).

WEGENER. Voir : BERNHARDT (29).

332. WEIR MITCHELL. An improv. form. of Susp. in the treatm. of at., etc. Med. News, 1889 (N. C., VIII, 340).

333. WEISS. Cas de tab. traité par l'extens. sangl. des deux sciat. Gesellsch. d. Aerzte in Wien. klin. Woch, 1894 (N. C., XIV, 43).

334. WESTPHAL. Z. Nervendehn. b. Tab. dors. Berl. klin. Woch., 1881 (R. S.

M., XIX, 640 et XXIV, 291). — Voir aussi BERNHARDT (29).

WHITE (HALE). Voir: HALE WHITE (156).

335. WIDIEZ. De l'arthrop. tabét. consid. surtout au point de vue de l'intervent. chirurg. *Th. de Paris*, 1891-92, n° 224.

336. WINSLOW. Locom. at. treat. by phosphatic inj. *Lancet*, 1893, I, 246 (I. B.).

337. WINTER. Nervendehn. b. Tabes (N. C., 1882, I, 176).

338. WITKOWSKI. D. galvan. Pinsel; d. Behandl. d. Impot., Isch. u. Tab. dors. *D. Med. Woch.*, 1894, n° 40 (Cit. *Targowla*, 311).

339. WOLFE. The Bonuzzi treatm. of locom. at.; remote eff. of injury to lumb. spine. *Internat. clin. Philadelphia*, 1894, 131 (I. B.).

340. WOLFF. Arthrect. de Kniegel... (Résect. du genou pour une arthrop. tabet). *Centralbl. f. Nervenh.*, 1888 (R. S. M., XXXIII, 108).

341. WOROTYNSKY. Ueb. d. Susp. als eine Behandlungsmeth. b. Nervenkr. *D. Zeitschr. f. Nervenh.*, 1896, VIII, 75.

342. ZABLOUDAVSKJ. Sur un cas d'at. de Friedreich. Trait. par le massage. *Vratch.*, 1896, 34 (R. N., IV, 618).

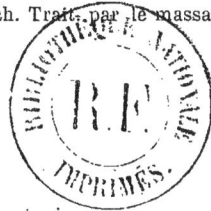

R. F. BIBLIOTHÈQUE NATIONALE IMPRIMÉS

TABLE DES MATIÈRES

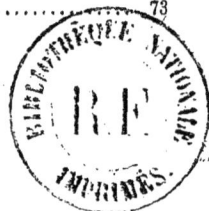

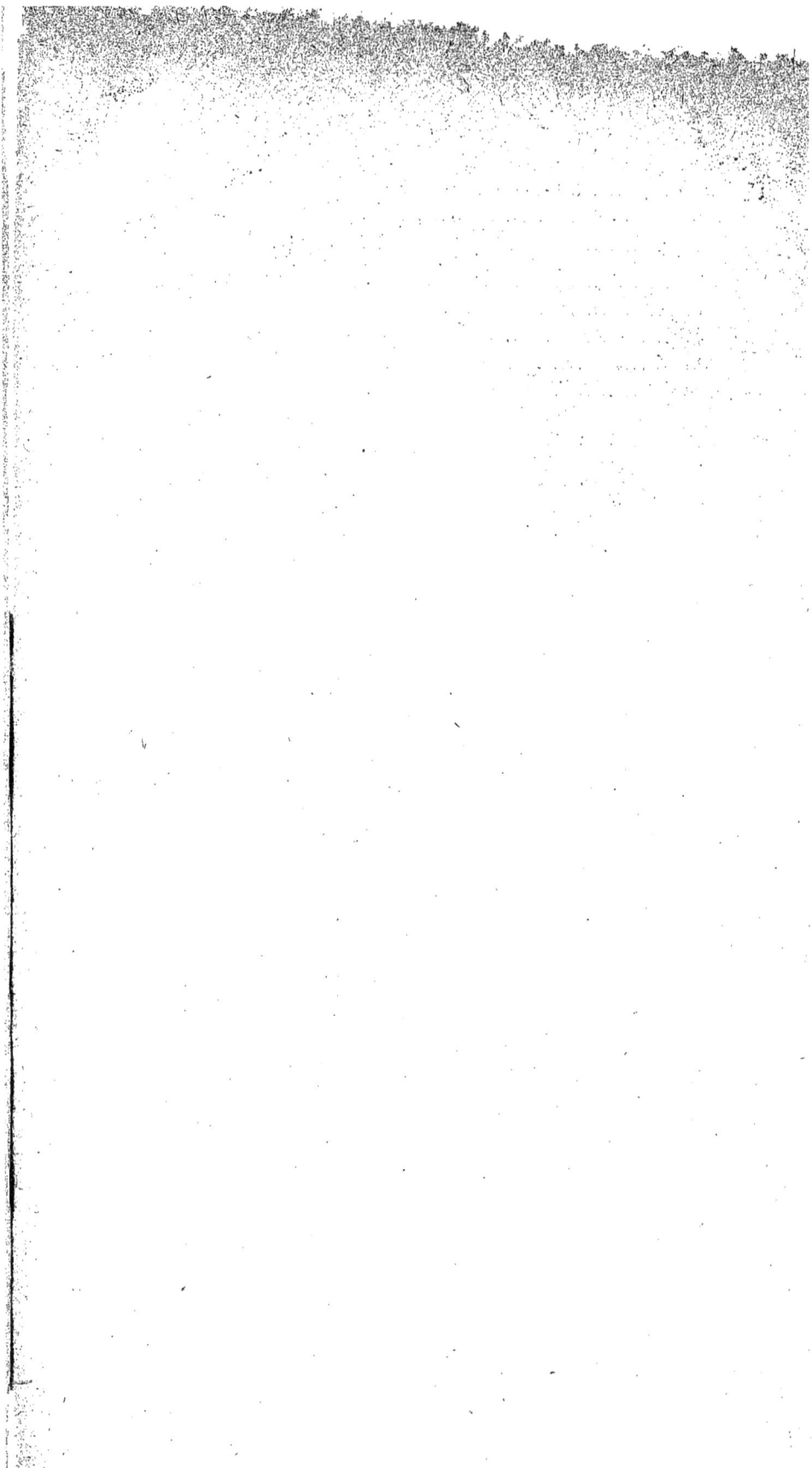

www.ingramcontent.com/pod-product-compliance
Lightning Source LLC
Chambersburg PA
CBHW050557210326

41521CB00008B/1005